AF254224

MÉMOIRE

SUR

LES HOPITAUX CIVILS

DE PARIS.

Se trouve à Paris, chez

L'AUTEUR, rue des Grands Augustins, n.º 24.

PRAULT, Imprimeur, rue Tarane, n.º 749.

GOSSET, Libraire, au Palais du Tribunat, Galeries de Bois, n.º 234.

Et chez les Marchands de nouveautés.

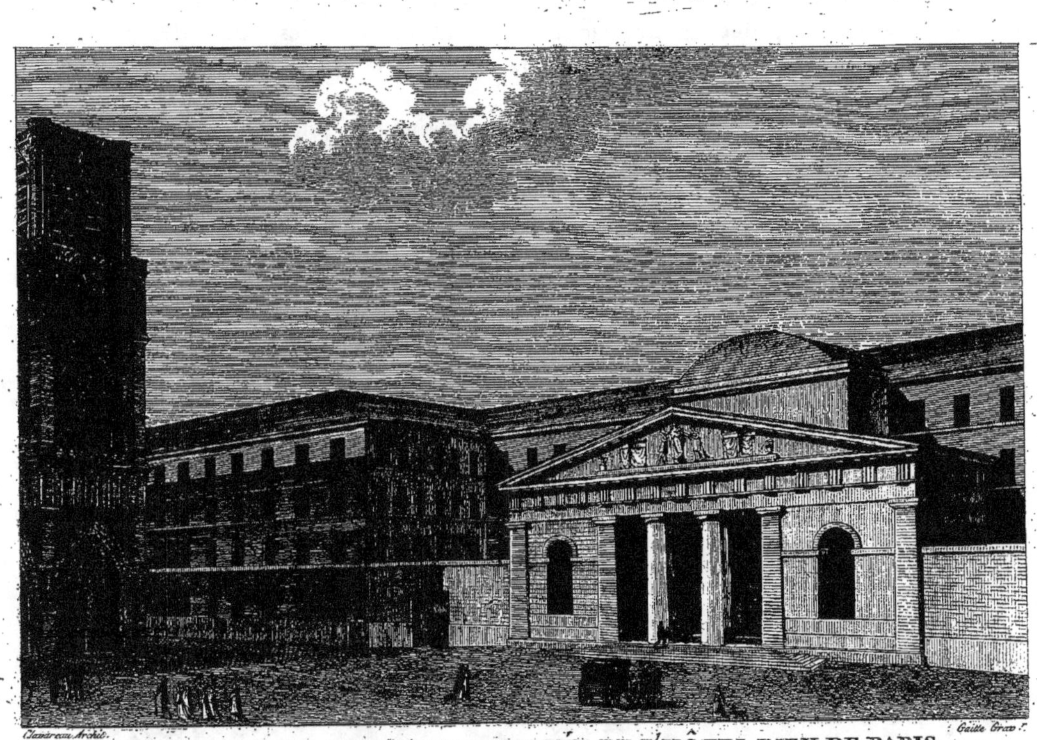

FAÇADE DE LA NOUVELLE ENTRÉE DE L'HÔTEL DIEU DE PARIS.

Construite en l'an XII. par Clavareau Architecte.

MÉMOIRE

SUR

LES HOPITAUX CIVILS

DE PARIS,

Dans lequel on traite de la situation de chacun d'eux, comparé avec les anciens, des améliorations qui y ont été opérées, de celles dont ils sont susceptibles, et de la forme de leur administration.

Avec des notes historiques sur leur origine et leur accroissement successif; et sur les moyens de former un seul hôpital capable de recevoir tous les malades indigens d'une ville du premier ordre.

PAR CLAVAREAU,

Architecte des hôpitaux, et membre de l'Athénée des arts.

> Que puissent désormais les maux, la pauvreté,
> Dans ces asiles saints bénir la charité !
> *Delille, poëme de la Pitié, ch. II.*

A PARIS,

De l'Imprimerie de PRAULT, rue Tarane, n.º 749,
à l'Immortalité.

AN XIII. === M. DCCCV.

A L'EMPEREUR,

SIRE,

TOUJOURS occupée du bonheur des Français, VOTRE MAJESTÉ, se plaît à aller au-devant de toutes les idées libérales. Elle encourage, elle accueille tous les plans utiles. Enfin elle cherche par-tout du bien à faire.

A qui donc mieux qu'à vous, SIRE, convenait-il que j'offrisse un ouvrage qui intéresse une portion nombreuse et la plus malheureuse portion de la grande famille dont vous êtes le chef ? Cet ouvrage signale à la reconnaissance publique les bienfaits que VOTRE MAJESTÉ a déja répandus avec profusion sur les établissemens d'humanité ; il indique quelques améliorations propres à compléter ce grand œuvre de la charité de nos ancêtres et de votre munificence.

Puisse, SIRE, la faible production que j'ose vous demander la permission de publier sous les auspices de VOTRE MAJESTÉ, lui paraître au moins une preuve de mes efforts pour seconder ses généreux desseins dans ce qui concerne l'emploi qui m'est confié. Puissé-je moi-même, pénétré de la plus haute admiration pour la personne de VOTRE MAJESTÉ, la convaincre de mon entier dévouement à tout ce qui intéresse la patrie, et attirer sur moi un de ces regards de bienveillance qui suffisent pour récompenser et honorer ceux qui les ont mérités.

Daignez agréer l'hommage de ces sentimens que je partage avec tous les français.

Je suis avec respect,

SIRE,

DE VOTRE MAJESTÉ IMPÉRIALE,

Le très-soumis et fidèle sujet,

CLAVAREAU.

PRÉFACE.

Il y a longtems qu'il existe des préventions contre les hôpitaux de Paris, notamment contre l'Hôtel-Dieu, et l'on ne peut nier que ces préventions n'ayent été justes. Les inculpations se renouvellèrent surtout après l'incendie de 1772, et à cette occasion commencèrent à se manifester les idées d'amélioration dont étaient susceptibles, soit dans leur régime, soit dans leurs dispositions intérieures, ces intéressans établissemens.

Cependant en 1788, lors de l'excellent rapport de M. Tenon sur les hôpitaux, et même plusieurs années après, rien ne s'était encore effectué qui pût détruire cette opinion défavorable; rien n'avait été tenté pour remédier à l'insalubrité des hôpitaux, et détruire le fondement du principal reproche qui leur était fait. On était même loin de prévoir qu'il fût possible d'obtenir cet heureux résultat, sans détruire presque entièrement, ou au moins changer en grande partie ceux de ces établissemens qui existaient alors.

Ces préjugés sont tellement enracinés, soit en France, soit chez l'étranger, que je tente peut-être envain, de les combattre. Il est sûr, néanmoins, qu'il s'est fait, dans les hospices, des changemens qui ont transformé ces endroits, autrefois pestiférés, en des demeures saines, en de véritables asiles de charité et de bienfaisance. Il est sûr qu'il y règne aujourd'hui la plus grande salubrité, que tous les secours de l'art de guérir y sont administrés de la manière la plus avantageuse, et qu'il est résulté les meilleurs effets d'une disposition mieux entendue des infirmeries et du régime préservatif ou curatif qu'on y a adopté.

C'en serait assez s'il suffisait que le bien

existât; mais il faut plus, il est encore nécessaire qu'on y croye, et que le malheureux,
obligé d'avoir recours aux ressources qui lui
sont ménagées dans les hôpitaux, n'éprouve
point, en y entrant, un sentiment de répugnance qui lui en fasse redouter le séjour,
et contrarie d'avance l'effet des moyens par
lesquels on cherche à lui procurer du soulagement. Il est bon, en un mot, il est utile
à l'humanité en général, que la connaissance
du bien qui s'est opéré dans ces asiles de
l'indigence, se propage.

C'est d'après ce principe que j'ai cru de
mon devoir de chercher à détruire les préventions qui existent contre les hôpitaux de
Paris, et c'est un des principaux motifs qui
m'ont engagé à la publication de cet ouvrage. Je ne demande au public, que de ne
point se refuser à l'examen de tout le bien
qu'un gouvernement paternel et éclairé sur
tous les besoins du peuple, a exécuté dans

cette partie importante de l'administration.

On doit ce bien aux lumières du siècle dans lequel nous vivons, aux recherches que, depuis plus de vingt années, font des savans estimables, aux observations diverses recueillies avec soin par des administrateurs bienfaisans et pleins de zèle. Ce sont ces mêmes respectables administrateurs qui ont su mettre à profit les circonstances, et qui ont éveillé l'attention du gouvernement sur cet important objet. Ce sont eux qui l'ont déterminé, soit à l'exécution des plans conçus anciennement, soit à l'adoption des moyens qu'eux mêmes avaient imaginés pour accélérer les améliorations qu'ils désiraient, et pour réaliser d'heureux changemens auxquels on avait désespéré de parvenir.

Témoin des succès qu'ils ont obtenus, je me crois obligé de les promulguer, de publier le bien réel et incalculable qui s'est opéré depuis quelques années dans les hôpitaux de Paris, et qui continue de s'y opérer dans ce moment (1).

Je le répète donc, on ne peut sans injustice et sans manquer à la reconnaissance, conserver les anciennes préventions contre les hôpitaux de Paris. Au reste, que ceux qui tiennent encore à ces idées désavantageuses, visitent, à l'exemple de nos pères, ces asiles de l'humanité souffrante, et bientôt ils seront désabusés.

De tous ces établissemens, l'Hôtel-Dieu est celui qui avait excité les plus justes et les plus vives réclamations. Eh bien ! qu'on le parcoure aujourd'hui, on sera étonné d'y respirer un air pur, et d'y rencontrer partout propreté, ordre, soins actifs ; d'y voir les salles et les emplois mieux disposés, et d'en trouver banni tout ce que cet établissement

______

(1) Premiers mois de l'an xii, époque de la rédaction de ce Mémoire.

avait de vicieux, tout ce qu'il offrait de préjudiciable, soit à la santé de ceux qui y séjournaient, soit aux habitations du voisinage.

Qu'on porte ensuite ses pas à la Salpêtrière; que d'un œil attentif on examine, dans tous ses détails, cet hospice réservé aux femmes, et n'aguères le réceptacle de tout ce qu'il y avait d'impur et d'immonde, on le trouvera transformé en une maison hospitalière saine, propre, bien gouvernée, de la meilleure tenue, ayant un régime convenable à son institution, et combinée de manière à en bannir l'oisiveté, et à faire obtenir tous les résultats d'une bienfaisance éclairée.

Jusqu'à présent je n'ai parlé que d'améliorations faites dans des établissemens déja formés; mais veut-on avoir l'idée de la création la plus intéressante? que l'on se transporte à l'hospice de la Maternité, à cet asile des mères indigentes et de l'enfance abandonnée. On ne pourra, sans une juste admiration, y voir tous les soins charitables qui s'y prodiguent à la femme enceinte qu'on y accueille dans les derniers mois de sa grossesse, à son enfant après sa délivrance, et à toutes les intéressantes petites créatures que la misère ou la honte remet entre les mains de la patrie.

Que l'observateur impartial jette le même coup d'œil sur l'hôpital de S. Louis, destiné aux malheureux attaqués de scorbut, d'ulcères et de galle, il y reconnaîtra les mêmes attentions secourables, la même vigilance à éloigner tout ce qui pourrait s'opposer à une prompte guérison, à procurer tout ce qui peut hâter la convalescence. Quelque fussent les obstacles, on a su les vaincre. De plus vastes ouvertures faites aux infirmeries, de belles plantations contribuent au bon air, et l'on est parvenu à établir dans cette maison une circulation d'eau continuelle, quoique précédemment elle en fût presqu'entièrement privée.

Les hôpitaux secondaires n'offrent point des changemens moins utiles. Bien que celui de la Charité fût, avant la révolution, l'un des mieux tenus, on a trouvé à le perfectionner encore et à l'étendre. On y a ménagé des promenades, établi de meilleures dispositions, réuni tout ce qui pouvait contribuer à l'instruction et à l'étendue de la médecine clinique interne. Rien n'y manque aujourd'hui, qu'un local plus étendu pour les femmes, et l'organisation de la Clinique dans l'hospice qui lui est destiné.

On a formé dans l'abbaye de S. Antoine un hôpital nouveau, d'autant plus important qu'il est isolé de toutes parts ; qu'il a de vastes jardins, de grandes avenues, et qu'il est situé au centre d'un quartier habité par une population nombreuse, dont le travail utile et l'industrie doivent inspirer un intérêt particulier.

L'hôpital Baujon, dû à la munificence d'un citoyen opulent, doit également aux lumières et aux soins de l'administration l'ordre et la propreté qui y règnent, ainsi que les changemens heureux qu'il a fallu faire à cette maison construite avec une sorte de luxe, pour la rendre propre à la nouvelle destination, et la mettre en rapport avec l'ordre économique établi dans les autres hôpitaux.

Les Enfans malades, rue de Vaugirard, sont encore une création nouvelle, due à la sollicitude bienfaisante de l'administration actuelle. Un des grands avantages de cet établissement est de dégager les autres hôpitaux, d'enfans dont le séjour dans des salles d'hommes et de femmes, pouvait être sujet à beaucoup d'inconvéniens.

Il est une classe de personnes qui ont des ressources suffisantes pour n'être pas dans le cas d'avoir recours à celles que la patrie à réservées pour la seule indigence, mais qui sont isolées, étrangères peut-être, ou point assez à l'aise, pour se faire traiter chez elles. L'administration y a pourvu par l'établissement de la maison de santé du faubourg S. Laurent.

Les vénériens sont reçus à part rue Saint Jacques, et trouvent dans cet hôpital tous les secours et les moyens curatifs que leur état exige.

Les vieillards incurables des deux sexes ont été distribués dans de vastes maisons séparées, où l'on a ménagé et réuni tout ce qui peut adoucir leur infortune et le poids de maux qui méritent d'autant plus de pitié, qu'il n'y a pas d'espoir de guéri son.

Ceux qui ont besoin d'une retraite peu dispendieuse, trouvent une ressource douce et assurée dans la maison de Mont-Rouge.

Enfin les maisons destinées aux orphelins et aux orphelines, ont été tellement organisés, qu'outre les secours du moment, ces

enfans que l'état à adoptés, y trouvent les
moyens de se rendre par la suite indépen-
dans, en prenant l'habitude du travail, et en
s'appliquant à une branche d'industrie, au
moyen de laquelle ils se rendront utiles à
leur pays.

Je le dis avec confiance, quiconque exami-
nera scrupuleusement tous ces asiles que la
bienfaisance a consacrés à l'infortune dans
cette vaste capitale, trouvera partout en rem-
placement des vices notables que l'on reprochait aux anciens hôpitaux, un esprit
d'ordre et de surveillance auquel n'échappe
aucun des moyens qui peuvent concourir au
soulagement ou à la guérison de ceux qu'on
y admet, et un juste emploi des nombreux
secours que dispense un gouvernement libé-
ral. Il y verra tous les ressorts mis en jeu
pour adoucir les maux de ceux qui souffrent,
pour recouvrer la santé aux malades, pour
rendre les indigens à l'amour de la vertu et

à l'emploi de leurs facultés, pour les accoutumer insensiblement, en un mot, à se procurer, par un travail utile, une existence assurée et exempte de tout reproche ; ce qui doit être le premier but de toute bonne institution sociale.

INTRODUCTION.

INTRODUCTION.

JE ne chercherai point à démontrer l'importance du sujet que je traite dans ce mémoire, il a fait l'objet des méditations des écrivains les plus distingués ; et en effet quel vaste champ pour la saine philosophie ! quelle ample moisson de réflexions utiles, et combien tout intérêt paraît faible devant la cause sacrée de l'humanité !

Je ne m'arrêterai point non plus à ces vérités générales, développées dans les écrits de nombreux écrivains ; il me paraît incontestablement et universellement reconnu ;

Qu'une des principales obligations des hommes réunis en société, est d'assurer des secours à la faiblesse, à l'indigence et à la douleur ;

Et qu'administrer ces secours d'une manière grande, généreuse, efficace, devient un des premiers devoirs du gouvernement d'une grande nation.

Les moyens d'appliquer ces principes aux établissemens d'humanité, ont principalement occupé les sages de tous les pays ; ce sont ces moyens aussi que j'ai en vue dans cet ouvrage.

A

Les hôpitaux de malades de nos grandes communes, ceux de Paris surtout, ont excité à juste titre de nombreuses et vives censures.

Les écrivains du siècle dernier, si disposés à exalter les institutions de nos voisins aux dépens de celles de leur pays, ont malheureusement trouvé le juste sujet d'une très-défavorable comparaison entre nos établissemens de ce genre, et ceux de presque tous les peuples de l'Europe. Jetons les yeux sur toutes les relations qui nous sont données des hôpitaux de l'Angleterre, de l'Allemagne, de la Hollande, de la Suisse, de ceux des Etats-Unis dans le nouveau monde ; opposons le tribut d'admiration et d'éloges que les voyageurs payent à ces intéressants établissemens, au tableau effrayant qu'on a toujours fait des hopitaux de la capitale de la France, et convenons en effet qu'au niveau des peuples les plus éclairés sous le rapport des sciences et des arts, supérieurs à eux sous une infinité d'autres, nous sommes longtems restés en arrière sous ce rapport si intéressant pour l'humanité.

Les vices qu'on reprochait à nos hôpitaux, s'y étaient invétérés par une longue succession de tems. Ils étaient, pour ainsi dire, identifiés avec eux, il fallait une secousse violente pour les déraciner.

L'ancien ordre de choses s'écroula avec fracas ; le

cahos ne tarda pas à lui succéder ; mais des principes positifs jetés par le choc des opinions au milieu des abstractions d'une philosophie délirante, devinrent comme des jalons, qui devaient diriger l'homme sage dans les détours de ce labyrinthe. Ces principes universellement consacrés, ont, au milieu des maux longs et cruels dont nous avons eu à souffrir, constitué les fondemens du bien ; et si les partis ont successivement élevé sur eux des édifices sans proportion, ces édifices n'ont pas tardé à disparaître pour faire place à celui qui fixe en ce moment les regards étonnés de l'univers.

L'objet sur lequel j'appelle l'attention du héros qui nous gouverne, n'est pas un de ceux qui doivent le moins contribuer à sa gloire.

Après avoir ranimé les ressorts détendus du génie français, replacé la France sur la première ligne des peuples de l'Europe, relevé les autels de la religion, cicatrisé les plaies des familles, il pourra se glorifier encore d'entendre la reconnaissance ajouter qu'il n'a rien négligé pour porter la salubrité, la consolation et la vie dans les sombres retraites du malheur et de la mort.

Son génie a commencé ce grand œuvre ; des moyens simples et faciles l'acheveront.

Je m'attache d'abord aux hôpitaux de malades , qui formeront la première partie de ce mémoire ; je les sépare des hospices d'indigens, qui, pour des considérations que je développerai en traitant de l'administration de ces divers établissemens, doivent être envisagés sous un point de vue tout à fait différent.

Les premiers sont ceux qui ont excité les plus vives plaintes , et sur lesquels on a présenté le moins d'idées satisfaisantes et utiles.

Attaché aux hôpitaux de Paris dès ma plus tendre jeunesse, j'ai été plus à portée que personne de connaître les vices qu'on leur reproche ; forcé par état, et porté par inclination à observer tout ce qui tient à cette partie si essentielle des secours publics, les leçons de mes maîtres et celles de l'expérience m'ont fourni une ample récolte de réflexions , d'après lesquelles j'aborde avec confiance la question que je traite ici.

L'état que je professe donnera peut-être à penser que je n'ai considéré ma matière que sous un point de vue isolé, et que je ne puis, par conséquent, offrir sur ce sujet que des réflexions incomplètes ; quand on me verra présenter des idées sur l'administration, on recusera mon autorité dans une partie à laquelle on peut me croire étranger.

Il est vrai que c'est surtout sous le rapport de mon

art, que je me suis occupé de chacun des établissemens dont je parle dans ce mémoire ; mais cet art est
le principal pivot sur lequel roule tout le système de
l'administration des hôpitaux ; il doit seconder les
soins du médecin chargé de la partie curative ; il concourt donc au but principal et unique de l'établissement, à celui qui est le premier dans l'ordre naturel.

Il me semble que c'est le concours de l'architecte
qui fournit les moyens certains d'atteindre le but de
l'institution proprement dit des hôpitaux.

La salubrité intérieure et extérieure des bâtimens,
sans laquelle tous les procédés de l'art de guérir restent
inefficaces ; la bonne disposition des salles et des emplois, sans laquelle une surveillance exacte devient impossible, et le service ne s'exécute que d'une manière
aussi peu convenable que peu économique ; l'entretien
des bâtimens tant de la ville que de la campagne,
lesquels constituent les biens fonciers, et d'où résulte
l'amélioration des revenus ; tels sont les objets qui dépendent entièrement de l'architecte, et pour lesquels
il ne peut jamais être remplacé.

Qu'on ne voye donc pas en lui un simple manipu-
lateur de matériaux, un simple constructeur, mais
un membre nécessaire de l'administration, qui donne
tout aux autres en échange de quelques idées qu'il en

reçoit, et qu'au moyen de l'expérience, il doit finir par s'approprier.

Vitruve, dans son savant traité de l'architecture, exige dans celui qui la professe, des connaissances étendues dans tous les genres, et toutes les qualités de l'homme public. Malgré mes peines et mon travail pour les obtenir, je suis sans doute encore bien loin de les posséder ; mais c'est surtout dans l'architecte attaché à une administration quelconque, que ces connaissances et ces qualités sont indispensables, puisque par le résultat de ses travaux, il coopère essentiellement aux bons ou mauvais succès de l'administration dont il fait partie ; je viens de le prouver pour celle des hopitaux. On me permettra d'entrer à cet égard dans quelques développemens qui feront partie des préceptes que j'ai hazardé de donner à la fin de ce mémoire, sur les moyens de former un hôpital.

La physique médicale ne doit pas être étrangère à l'architecte des établissemens destinés aux malades. Il doit connaître la quantité d'air respirable dont chacun d'eux doit jouir ; il doit savoir les moyens de le renouveller à propos, suivant les différens cas qui se présentent, et c'est sur ces données que doivent être calculées la hauteur, la largeur et les ouvertures de ses infirmeries.

Instruit des plus petits détails du service, il doit, dans la disposition de tous les emplois, offices et accessoires, prévoir et calculer jusqu'aux plus légères circonstances, tout ordonner de manière à ce que chaque partie soit à portée du besoin auquel elle doit pourvoir, enfin à ce qu'il n'y ait dans l'ensemble ni confusion ni retard ni interruption d'un service par l'autre, ni incommodité ni trouble pour le malade.

S'agit-il de l'établissement d'une pharmacie ? il faut que l'architecte ait une connaissance détaillée et approfondie de toutes les parties qui la composent, pour diriger les constructions au moyen desquelles on doit les opérer. Celles d'un fourneau de réverbère, d'un fourneau à distillation faites de manière à économiser les combustibles, en obtenant les résultats les plus avantageux, ne demandent-elles pas une étude particulière ? enfin ne conçoit-on pas que le seul établissement des deux laboratoires de la pharmacie centrale a exigé plus de travail et de soins que la construction de dix maisons particulières ?

Parlerai-je des diverses parties qui forment le complément d'un hôpital ? buanderie avec ses immenses détails, séchoirs, etc. pharmacie et tous ses accessoires, amphithéâtre pour les démonstrations anatomiques, cuisine, boucherie, boulangerie, lingerie, écoles,

A 4

magasins à bleds , à vins , église , chapelle ; salles de bains , étuves , bains de vapeurs ; douches de toute espèce ; il a besoin des connaissances hydrauliques , physiques et mathématiques qui puissent le guider ; enfin la comptabilité des diverses dépenses de son département fait de lui , pour ainsi dire , un administrateur.

La partie du bâtiment est donc si essentiellement liée à toutes celles de l'administration des hopitaux , qu'en traitant mon sujet , uniquement sous ce rapport , j'aurai rempli dans son entier la tâche importante que je me propose.

Examinant en particulier chacun des établissemens de la capitale , je donnerai des détails sur son origine , sa formation , ses accroissemens successifs , son utilité résultant de sa disposition , de son étendue , de l'ordonnance de ses bâtimens. J'indiquerai les améliorations qu'un gouvernement , source féconde de tout bien , y a fait exécuter depuis quelques années , et enfin celles qui doivent le mener à sa plus grande perfection. Je parlerai de l'ordre et de l'économie que procurerait l'établissement des quatre grands hopitaux de malades tant réclamé il y a vingt ans , et qui est le résultat de profondes méditations. Je montrerai que le gouvernement en a déja posé les bases principales, et il ne reste, dans ce moment, que très-peu à désirer comparativement à tout ce qui a été fait pour les rendre à leur état actuel.

Ces détails me conduiront à quelques réflexions sur l'administration des hôpitaux, et sur les moyens d'étendre par toute la France le bien qui a été fait à Paris.

Il y aurait de la témérité de ma part à présenter cet ouvrage au public, si je ne me fondais que sur mes propres forces ; mais le poste que j'occupe m'ayant mis en relation avec un grand nombre d'hommes distingués, soit médecins, soit administrateurs, j'ai tâché d'ajouter à mon expérience particulière, les idées de ces respectables amis de l'humanité, et j'ai éprouvé que pour atteindre ce but si intéressant, il y avait autant de ressources dans le cœur de l'homme sensible, que dans l'esprit de l'homme éclairé.

De tous les écrits qui ont paru sur les hôpitaux des malades, le mémoire fait en 1788 par M. Tenon, au nom de l'académie des sciences, est celui qui entre dans les détails les plus satisfaisans, et dont les idées se rapprochent le plus des miennes ; j'aurai souvent occasion d'y revenir dans le courant de cet ouvrage.

Je diffère cependant avec lui sous un point bien essentiel ; frappé des vices énormes de l'Hôtel-Dieu, M. Tenon en avait prononcé impitoyablement la destruction ; il avait vu le mal tel , que le remède lui en paraissait impossible ; il n'avait pas pu prévoir que nous vivrions sous un gouvernement pour lequel , en fait de bien , le mot *impossibilité* disparaîtrait de la langue française , et qui , par les moyens les plus simples , saurait produire les résultats les plus inespérés.

La plus grande partie des abus qui avaient révolté M. Tenon et tous les observateurs judicieux, ont déja disparu de l'Hôtel-Dieu , et un léger effort suffira pour lui donner tous les avantages qui peuvent le mettre au niveau des hôpitaux les plus renommés.

Effrayé des dépenses énormes qu'eût entraînée la formation d'un nouvel établissement de ce genre, j'ai appliqué toutes mes facultés à chercher l'amélioration dans des réformes et non dans une reconstruction ; l'intérêt de mon pays , d'accord avec celui de vingt mille individus qui viennent annuellement chercher des secours dans cet immense établissement , est devenu un aiguillon qui a soutenu mon zèle au milieu des dégoûts et des peines dont la tourmente révolutionnaire a abreuvé tous les hommes honnêtes , et qui l'a ranimé avec une nouvelle ardeur, depuis que nous jouisssons au sein du calme , d'un bonheur vraiment inattendu.

Combien ce zèle qui a constamment dirigé mes travaux, doit être devenu plus actif sous l'influence de l'administration (1) actuellement chargée de cette partie importante du service public ; composée des citoyens les plus distingués dans l'église, la magistrature, l'économie politique et la finance, animée de la charité la plus pure et la plus désintéressée, elle a bien voulu m'associer à tous ses projets philantropiques, et m'en confier l'exécution pour la partie qui me concerne ; elle s'est empressée d'accueillir tous les plans que je lui ai présentés, et notamment celui qui avait pour but d'arracher à la destrution ce respectable ouvrage de nos pères, l'HÔTEL-DIEU, et de lui rendre, par des moyens faciles, les avantages qui lui manquaient. Je l'ai vue toujours prête à solliciter avec ardeur l'autorisation du gouvernement pour l'exécution de tous les projets utiles. J'ai vu le gouvernement aller au-devant du bien qu'on lui montrait, et faire disparaître tous les obstacles avec promptitude et énergie. Que de motifs pour moi de reconnaissance et d'émulation !

______

(1) Cette administration est composée, 1.º du conseil des hôpitaux, présidé par le préfet du département de la Seine, et dont celui de la police, l'archevêque de Paris et plusieurs des plus notables habitans de cette ville sont membres ; ils travaillent tous les quinze jours avec le ministre de l'intérieur. 2.º D'une commission exécutive présentée par le préfet, et nommée par le ministre de l'intérieur.

On ne lira peut-être pas sans quelque intérêt le détail des différens plans qui ont été successivement conçus pour améliorer le sort des malades indigens, les auteurs de ces plans, qui tendaient, soit à leur construire à grands frais de nouveaux asyles, soit à les transférer dans des locaux déja existans, n'ont pas toujours consulté l'économie et la possibilité de l'exécution. Ils se sont souvent dégagés des circonstances au milieu desquelles ils travaillaient ; mais leur but ayant été incontestablement de servir l'humanité, c'est un devoir de les signaler à la gratitude publique ;

M. Desgodet, architecte des bâtimens du roi sous Louis XIV, est le premier qui mit au jour un plan d'Hôtel-Dieu (1) circulairement disposé de manière à ce que toutes les salles aboutissent à un point central.

M. Turgot eut le projet de porter l'Hôtel-Dieu à l'île des Cignes.

M. de Chamousset, cet estimable administrateur des finances, s'occupa de séparer dans cet hôpital, les véritables malades des indigens.

M.rs Caqué et de Panseron, et beaucoup d'autres architectes, firent paraître des projets sur l'Hôtel-Dieu, après l'incendie de 1772.

____

(1) Voyez Traité de la commodité de l'architecture et de la proportion des édifices, manuscrit in-fol. de la bibliothèque nationale, tome II.

Après ce même incendie, M. Tessier, docteur en médecine de la faculté de Paris, et membre de l'académie des sciences, présenta au bureau de l'Hôtel-Dieu un projet qui avait pour but de laisser subsister cet hôpital, et d'envoyer une partie des malades à l'hôpital S. Louis, une autre dans quelques maisons conventuelles, et tous les emplois à S.te Anne.

En 1774 M. Petit le plaçait aux pieds de la montagne de Belleville, et formait un bâtiment circulaire à quatre étages, avec des salles en rayons.

En 1775, les médecins de cet hôpital, consultés sur les dispositions qu'il convenait de faire, proposèrent d'abord de l'établir à l'île des Cignes ; mais ramenés par le motif de l'économie à l'avis de le conserver dans sa situation actuelle, ils se bornèrent à demander des additions, qui consistaient à l'étendre le long de la rue Notre-Dame, à le prolonger d'un côté le long du Petit Châtelet, qui existait alors, et de l'autre, sur le bord de la rivière, vers la partie qu'on appelle les grands Dégrés.

En 1777, M. Leroy, architecte célèbre, membre de l'académie d'architecture, dont il était professeur, par conséquent l'un de mes maîtres, présenta à l'académie des sciences, dont depuis il devint membre, un mémoire et des plans qui avaient pour but la cons-

truction d'un hôpital de malades au-dessous de Chaillot.
Ce qui distinguait ce projet, c'était la disposition des
salles distribuées parallelement à rez-de-chaussée seulement, séparées par une vaste cour, et divisées en
pavillons, comme les tentes d'un camp. Les plafonds
devaient s'ouvrir à volonté de distance en distance,
et les lits de malades être séparés les uns des autres
par des cloisons à peu-près comme dans l'hôpital de
Plimouth en Angleterre.

Tels furent les principaux projets qui parurent
jusqu'en 1785, époque à laquelle celui de M. Poyet,
alors contrôleur des bâtimens de la ville, fut présenté
au roi par M. de Breteuil, et par suite soumis à l'examen de neuf commissaires pris dans l'académie des
sciences.

Ce nouveau plan était accompagné d'un mémoire
de M. Coqueau, fait avec beaucoup d'art, et qui avait
pour but de démontrer que l'établissement projetté,
devant contenir cinq mille malades, deviendrait entièrement suffisant pour la population de Paris. Les
salles élevées de plusieurs étages au-dessus du rez-
de-chaussée, devaient toutes aboutir à une chapelle
qui formait le point central, et être distribuées de
manière à offrir, suivant ce mémoire, la plus entière
salubrité. Enfin la position de ce nouvel hôpital dans

l'île des Cignes, devait, d'après le même écrit, présenter toutes les facilités désirables pour le transport des malades, soit par eau, soit par des quais et des ponts communiquant à tous les quartiers.

Ce projet et l'examen qui en fut fait par une compagnie aussi recommandable par ses lumières et ses calculs, que l'était l'académie des sciences, devait faire époque dans les annales des hôpitaux ; cet examen, en effet, donna lieu à des recherches approfondies sur les convenances à réunir dans les établissemens de ce genre, mais on n'avait point encore en France les matériaux nécessaires pour établir un jugement parfait sur chacun de ceux qui existaient alors.

La formation d'un hôpital destiné à recevoir cinq mille malades, présentait l'idée de la création d'une ville entière ; la comparaison de ce nouvel établissement avec l'Hôtel-Dieu, devait augmenter les préjugés défavorables à ce dernier ; enfin, tout en rendant justice à l'auteur du mémoire qui avait présenté avec soin des idées saines et utiles, et à l'architecte dont le plan offrait une conception vaste et tout à fait académique, on se borna à proposer le démembrement de l'Hôtel-Dieu, et sa division en six parties, dont l'une devait servir de magasin général et de point

central pour les approvisionnemens de tous genres.
Cette maison était placée à la Rapée.

On réservait au centre de Paris un hospice pour recevoir les personnes trouvées la nuit blessées et sans connaissance, et enfin celles qui pouvaient avoir besoin de prompts secours.

On devait y tenir, en outre, le bureau d'administration et y ouvrir une salle, où il aurait été donné des secours sans résidence, comme des consultations et de légers soins du moment.

Les quatre grands hôpitaux étaient placés à la circonférence.

Voici le tableau des moyens qu'ils devaient offrir d'après ce projet des commissaires.

Celui du centre, qui se composait sans doute des débris de l'Hôtel-Dieu, devait contenir cent lits des deux sexes, ci................................ 100 lits.

Un nouvel hôpital qu'on formait au couvent de la Roquette, faubourg S. Antoine, destiné aux femmes enceintes et accouchées, aux fievreux et fievreuses, blessés et blessées, devait en contenir douze cent quatre, ci.............................. 1204.

TOTAL.......... 1304.

L'hôpital

Ci contre. . . . . 1304^{lits.}

L'hôpital S. Louis, consacré aux maladies contagieuses et pestilentielles, douze cent, ci   1200.

L'hôpital Sainte Anne, aux foux et folles, fievreux, fievreuses, blessés et blessées, même nombre, ci. . . . . 1200.

Celui de l'Ecole Militaire, aux blessures et fièvres non contagieuses, douze cent soixante-quatorze, ci. . . . . 1274.

Tous ces établissemens devaient donc contenir ensemble quatre mille neuf cent soixante-dix-huit malades couchés seuls dans des lits placés sur deux rangs, ci. . . . 4978^{lits.}

Mais nous ferons observer que ceux de la Roquette et de Sainte Anne devaient être construits de fond en comble, ainsi que le magasin général de la Rapée, et que le bâtiment de l'Ecole Militaire devait subir un changement total de dispositions.

De nouvelles circonstances ont succédé à celles qui avaient motivé ce projet ; les raisons judicieuses sur lesquelles M. Tenon fondait son avis du démembrement, et même de la destruction de l'Hôtel-Dieu, ne subsistent plus ; c'est d'après cet état actuel des choses, que je viens présenter un nouvel ensemble

B

aussi satisfaisant dans ses résultats, qu'aurait pu l'être celui dont je viens de donner le détail.

Graces à la bienfaisance active de notre gouvernement, cet ensemble existe. Il ne s'agit plus que d'ajuster quelques parties discordantes.

Oui, nous pouvons dès à présent soutenir la comparaison avec les peuples dont les hôpitaux ont été les plus vantés ; et, je l'espère, elle ne tardera pas à tourner entièrement à notre avantage.

Examinons d'abord le fameux hôpital de Plimouth, dont les voyageurs se sont plu à faire de si grands éloges. Quand j'en considère les plans et les distributions, je le trouve inférieur à notre hôpital S. Louis. Si même je compare la mortalité qui y a lieu, avec celle de notre Hôtel-Dieu, si censuré, je ne trouve pas que le désavantage soit pour ce dernier, quoique les salles de l'hôpital de Plimouth ne contiennent pas plus de vingt lits chacune ; mais l'accouplement de ces salles comporte une extrême largeur, qui n'est pas en proportion avec leur élévation. (1)

---

(1) Il a été commencé en 1756, et achevé en 1764 par Rovehead, célèbre architecte à Londres. A rez-de-chaussée et au premier étage, chaque salle a 60 pieds de large, 23 pieds 8 p. de long, et 11 pieds 2 p. de haut. Le second a la même largeur et longueur, et la hauteur n'a que 9 pieds 6 p. et des croisées fort petites. (*Howard, État des prisons et hôpitaux, tome second, traduit de l'Anglais.*)

Qu'on applique ce même calcul de la mortalité relative à ceux du S. Esprit et de S. Jean de Latran à Rome, de S.te Marie à Florence, à ceux d'Espagne, à celui de Munich, qui vient d'être achevé, à ceux de Dublin, de Manchester, de Wassenda en Suede, à ceux du Brabant (1), actuellement partie intégrante de la France, lesquels cependant sont si remarquables par leur extrême propreté et par l'économie de leur régime ; qu'on compare, dis-je, tous ces établissemens avec les hôpitaux de Paris, (2) avec l'Hôtel-Dieu même, dans l'état d'imperfection où il se trouve encore, et on verra si nous avons effectivement à rougir de notre manière de traiter les malades indigens. Que sera-ce donc quand ce dernier établissement aura été mis au niveau des autres, et qu'il sera devenu un des monumens les plus respectables sous tous les rapports ? mais n'anticipons pas sur ce que j'ai à dire dans ce mémoire.

Je ne puis me refuser cependant à présenter ici le tableau général des bienfaits dont j'ai promis le détail.

Voyez de nouveaux hôpitaux créés, d'autres con-

---

(1) On en peut voir la description dans le dernier voyage de M. Camus, membre de l'Institut et du conseil général des hôpitaux.

(2) En l'an 10, sur 28475 malades, il n'en est mort que 2461, ce qui réduit la mortalité au quinzième environ, et à cette époque ils n'étaient reçus qu'avec la certitude de besoins pressans.

B 2

sidérablement agrandis, partout l'ordre et la salubrité établis, l'art de guérir porté au plus haut point et propagé par tous les moyens d'instruction, les maladies classées et subdivisées à l'infini dans une multitude d'établissemens répartis dans les différens quartiers, et placés presque tous aux extrémités de cette grande commune.

Les militaires et marins n'ont-ils pas, comme à Portsmouth et à Plymouth, une retraite consolante et douce dans l'hôtel des Invalides, ce monument imposant auquel il est peut-être impossible de rien comparer? (Je ne parle point des succursales, puisqu'il ne s'agit ici que des asyles de Paris). Ces mêmes militaires n'ont-ils pas pour leurs maladies, l'hôpital du Val-de-Grâce, ceux du Gros-Caillou et de S. Denis? Charenton n'offre-t'il pas, comme Bethléem, une maison de secours pour les foux? les vénériens sont reçus aux Capucins, les femmes en couche à la Maternité, les enfans trouvés au ci-devant Port-Royal, les enfans malades à l'Enfant Jésus, les individus attaqués de maladies contagieuses à Saint Louis, enfin les blessés et fièvreux à l'Hôtel-Dieu, à la Charité, à Saint Antoine, aux hôpitaux Cochin, Necker et Beaujon. Des établissemens sont formés pour l'instruction de l'art de guérir; d'autres, remarquables par leur po-

sition, leurs promenades, leur distribution, sont ouverts à des incurables, à des vieillards, à des indigens
et à des orphelins.

La plupart de ces maisons n'existaient pas lors du
rapport de M. Tenon ; plusieurs même ne datent que
de quelques années.

Cette simple nomenclature ne fait-elle pas l'éloge
de notre gouvernement, et n'impose-t'elle pas un res-
pectueux silence à ceux qui seraient tentés de dépriser
encore nos hôpitaux ?

Mais indépendamment de l'utilité réelle de ces établissemens, le gouvernement veut leur imprimer, en
outre, ce caractère de grandeur qui appartient à tous
ses ouvrages ; c'est ici que l'artiste vient se confondre
avec l'ami de l'humanité, et s'efforce d'honorer son
pays par le charme de l'exécution autant que par l'importance des conceptions. O puissance incomparable
des arts ! ils agrandissent, ils embellissent encore tout
ce qui est grand et beau en soi.

Parvenue au plus haut point de gloire par le courage
de ses défenseurs, la France étonne encore l'univers
par le système admirable de ses institutions. Les
sciences et les arts présentent au héros qui la gouverne, une nouvelle carrière d'émulation, et il y
marche à pas de géant, comme dans toutes celles qu'il

a déja parcourues. Les embellissemens se pressent de toutes parts dans la capitale et dans les départemens, et l'étranger à qui notre patrie a été longtems fermée, s'étonne de ne plus la reconnaître, et promène d'enchantemens en enchantemens ses regards étonnés.

Et quel moyen plus sûr de se survivre que les monumens des arts! ce sont eux qui éternisent les grands souvenirs.

Rome et les républiques de la Grèce étaient bien pénétrées de cette vérité. Quel prix n'ont-elles pas retiré de leur amour pour les arts ? quelle émulation entretenait dans le cœur de la jeunesse la vue de ces arcs de triomphe élevés en l'honneur des héros ! Les découvertes importantes, les vertus publiques, et même les vertus privées, étaient consacrées par des monumens durables ; chaque sentiment avait son temple : la reconnaissance, la crainte, l'espoir, l'amour, la pitié, la piété filiale, l'amitié semblaient avoir chacune son sanctuaire, et en frappant les sens, s'insinuaient plus profondément dans les ames. Tout ce qui avait été célèbre dans quelque genre que ce fût, était signalé à la postérité; malheur à celui dont le nom était attaché à un monument de réprobation.

C'est par les ouvrages des arts que nous connaissons des victoires et des hauts faits qui, sans eux, seraient ensevelis dans l'oubli ; c'est dans la patrie des arts que toutes les nations policées venaient chercher des modèles.

Tant qu'un peuple conservera sur ceux qui l'entourent, cette prééminence des talens, il est sûr de leur imposer un tribut volontaire, qui contribuera au maintien de sa prospérité. C'est chez lui que les grands propriétaires viendront chercher des jouissances qu'ils ne trouvent pas dans leur patrie ; c'est chez lui que la jeunesse la plus distinguée viendra chercher ce goût et cette politesse qui sont le perfectionnement d'une éducation libérale ; c'est chez lui que jusques aux moindres artisans mécaniques viendront s'instruire de nouveaux procédés ; et en échange des ressources qu'il offrira à la curiosité, au génie et à l'industrie, il recevra d'immenses trésors qui entretiendront sa supériorité. Combien de voyageurs se pressent encore dans les contrées de l'Italie et de la Grèce, pour y admirer les restes défigurés des édifices de l'antiquité ? quelles richesses n'ont pas attirées dans les pays qui les possèdent, les seuls tombeaux des Scipions et de Virgile ?

Que notre gouvernement suive donc ce goût éclairé qui porte son attention sur cette source brillante de prospérité et de gloire ; qu'il exploite la mine des arts.

B 4

Le sol de la France la recèle aussi bien que celui d'Athènes ; une heureuse conformité nous rapproche de ces aimables républicains : comme eux , nous avons eu à combattre des ennemis nombreux et redoutables ; la guerre du Péloponnèse est terminée , Périclès s'occupe de notre bonheur intérieur , tout prend une forme nouvelle sous son administration : les artistes sont honorés et protégés ; ils préparent à ceux qui se sont illustrés, des monumens qui tiendront éveillés les jeunes Thémistocles , et leurs ouvrages imprimeront à la nation française ce caractère de grandeur qui doit marquer encore nos successeurs dans la postérité la plus reculée,

On me pardonnera cette courte digression sur l'influence des arts ; elle a dû découler naturellement du sentiment qui dirige toutes mes pensées , je veux dire, le désir de voir ma patrie se distinguer entre toutes les nations par tous les genres de gloire. Ce sentiment est un devoir , je ne prétends pas m'en faire un mérite ; mais je ressens un plaisir à répéter ici à mes concitoyens, que personne ne l'éprouva jamais plus vivement que moi. Orgueilleux d'être français, j'ai joui délicieusement de nos victoires ; j'ai versé des larmes amères sur nos malheurs, et , malgré moi, de bien douces ont humecté mes yeux , lorsque des circonstances imprévues et subites sont venues nous offrir le bonheur. L'étude de mon art m'a entraîné loin de mon pays ; rempli des idées que la lecture de l'histoire avait fait fermenter dans mon esprit, je brulais d'admirer les chefs-d'œuvres de l'Italie, et au milieu de ces chefs-d'œuvres, des regrets involontaires me rappellaient sans cesse aux contrées où je suis né. Je les ai revues avec transport, et chaque jour je rends au ciel de vives actions de graces de m'avoir rendu contemporain de ces jours de tranquillité et de gloire, qui ont succédé aux jours de trouble et de larmes.

Je ne dissimule pas que ce gouvernement a quelque prévention contre la profession que j'exerce ; d'immenses trésors prodigués pendant les premières années de la révolution, et dont on ne voit aucune trace honorable, a dû naturellement la faire naître. Elle est la suite nécessaire de cet esprit d'ordre et d'économie qui distingue ses opérations. Une nuée d'architectes avait été jetée en avant, et beaucoup s'étaient moins montrés des artistes que des entrepreneurs avides ; l'ordre s'est enfin rétabli dans cette partie comme dans toutes les autres ; tout ce qui jouit actuellement de la confiance du gouvernement, tend à la mériter et à détruire cette prévention funeste.

Dépositaires d'une partie des deniers du peuple,

les agens des bâtimens publics doivent en régler l'emploi sur la plus sévère économie ; tout ce qu'ils font doit être digne de la nation pour laquelle ils travaillent, et jamais ne devenir une surcharge pour elle ; qu'ils ne s'écartent pas de ces principes (1), et ils reconquerront cette haute estime qui appartient à l'art sublime de l'architecture. En est-il un, en effet, qui mérite plus la protection des grands hommes ? n'est-ce pas lui qui attache leur nom à des masses imposantes, qui transportent au travers des siècles le souvenir de leurs belles actions, et immortalisent la reconnaissance qui leur est due ? Cette vérité n'a pas besoin d'être développée ; il suffit sans doute de l'indiquer, et elle me ramene naturellement au sujet que je dois traiter. Le but de l'architecture, toujours grand, ne devient-il pas plus touchant, quand il s'agit des asyles de l'humanité ?

____

(1) Selon Vitruve, l'architecte doit être animé par l'amour de la gloire, et non par le désir de s'enrichir. Quand un sordide intérêt prévaut, c'est le signe infaillible de la décadence de l'art. Jamais aucun siècle ne fut plus entaché que le nôtre, d'une cupidité générale ; nos nouveaux riches sont bien moins animés du goût des arts, qu'occupés de spéculations pour s'enrichir encore. Quelques individus prostituant le nom d'artistes, ont été entraînés dans ce torrent ; de-là cette prévention qu'on a principalement contre l'architecture : il est cependant facile de reconnaître les artistes qui n'ont pas été dominés par cet amour de l'or, et qui ont conservé leur médiocrité, quand les moyens d'augmenter leur fortune leur étaient offerts aussi bien qu'à ceux qui n'ont vu dans la révolution qu'une mine à exploiter.

Le motif qui a dicté cet ouvrage, doit me concilier l'indulgence des lecteurs sur la manière dont il est rédigé ; j'ai dû en soigner le fond beaucoup plus que le style.

Je termine ici une introduction qu'on aura peut-être trouvée trop longue, pour donner quelques détails historiques sur l'origine des hôpitaux. Je les ai puisés dans les usages des Israëlites et des chrétiens, n'ayant rien trouvé ni dans l'histoire des Grecs ni dans celle des Romains et des autres peuples, qui puisse me servir à cette partie de mon mémoire ; quoique cependant la plupart des peuples illustres ayent pratiqué, sous beaucoup de rapports, toutes les vertus hospitalières.

La politique des Grecs et des Romains tendait bien à bannir la fainéantise et les mendiants valides ; mais on ne voit point d'établissemens publics pour prendre soin des malheureux qui ne pouvaient rendre aucun service ; on croyait qu'il valait mieux qu'ils mourussent, que de vivre inutiles et souffrans ; et s'il leur restait un peu de courage, ils se tuaient eux-mêmes. Les chrétiens voyaient autrement ; et les hommes les plus abandonnés, étaient ceux qu'ils jugeaient les plus dignes de leurs soins. Ils nourrissaient non-seulement leurs pauvres, mais même ceux des payens ;

Julien l'apostat le témoigne avec confusion, lorsqu'il commande à Arsace, pontife de Galatie, d'établir, à leur imitation, des hôpitaux et des contributions pour les pauvres ; il attribue l'accroîssement du christianisme principalement à trois causes, à l'hospitalité, au soin des sépultures et à la gravité des mœurs.

Les chrétiens assistaient les pauvres de deux manières ; la première en leur distribuant simplement des aumônes, et en leur laissant le soin de se loger. Il y avait dans chaque quartier de Rome, un lieu nommé *Diaconie*, qui était comme le bureau des distributions ; un diacre y résidait et recevait pour, cet usage, une certaine somme dont il rendait compte. L'autre manière d'assister les pauvres, et la plus avantageuse pour eux, était de les loger et de les nourrir en commun. C'est pourquoi, aussitôt que l'Eglise jouit de quelque liberté, les chrétiens firent bâtir diverses maisons de charité que nous appellerions toutes hôpitaux, mais que l'on distinguait en grec par différens noms, suivant les différentes sortes de pauvres.

La maison où l'on nourrissait les petits enfans à la mamelle, exposés ou autres, s'appellait *Brephotrophium*, celle des orphelins *Orphanotrophium* ; *Noscomium* était l'hôpital des malades, *Xenodochium* le logement des étrangers et des passants, que l'on appellait proprement en latin hôpital, ou maison d'hospitalité ; *Gerontocomium* était la retraite des vieillards ; *Ptochotrophium* signifiait en général un asyle pour toutes sortes de pauvres. Il y avait de ces maisons de charité, même avant qu'on leur eût donné ces noms, et on en établit bientôt dans toutes les grandes villes ; c'étaient d'ordinaire des prêtres qui en avaient l'intendance ; ainsi à Alexandrie, sous le patriarche Théophile, c'était Saint Isidore. Des particuliers entretenaient des hôpitaux à leurs dépens, comme Pommachius à Porto, et à Ostie S. Gallican, qui avait été patrice et consul, et qui même avait joui des honneurs du triomphe. On ne pouvait, sans s'émerveiller, voir cet illustre et pieux personnage, qui avait possédé l'amitié de l'empereur Constantin, laver les pieds des pauvres, les servir à table, et donner aux malades toutes sortes de soulagemens.

D'autres, sans se livrer à tous ces détails que dictait l'humanité chrétienne, ont fait le sacrifice d'une grande partie de leur fortune, pour fonder des hôpitaux. D'autres se sont occupés de la sépulture des pauvres et du rachat des captifs ; et en général on ne regardait, dans ce tems, les trésors des

Eglises et l'or et l'argent dont elles étaient ornées ; que comme un dépôt qui devait servir à être employé utilement dans une calamité publique , une mortalité , ou une famine.

On verra , dans le cours de ce mémoire , que ces vertus n'ont pas dégénéré dans la suite chez les Français , et que , de nos jours mêmes , elles ont été portées à un très-haut dégré de perfection.

MÉMOIRE
SUR LES HOPITAUX
ET HOSPICES CIVILS.

LES hôpitaux et hospices civils de Paris, forment des établissemens propres à offrir des secours aux malades, aux indigens, aux vieillards, aux orphelins recevant instruction, enfin à renfermer les malfaiteurs qui, par de mauvaises mœurs, ou une conduite coupable, sont dans le cas d'une réclusion momentanée ou à perpétuité.

HOPITAUX DE MALADES.

NOMS
DES MEMBRES DU CONSEIL
ET DES COMMISSAIRES,

ainsi que les Hôpitaux et Hospices qu'ils administrent.

MESSIEURS,

Membres du conseil.	Commiss.		
Thouret.	Alhoy.	{	L'Hôtel-Dieu, Place Notre-Dame.

NOMS

DES MEMBRES DU CONSEIL

ET DES COMMISSAIRES,

ainsi que les Hôpitaux et Hospices qu'ils administrent.

MESSIEURS.

Membres du conseil.	Commiss.	
Mourgue.	Le Maignan.	Saint Louis, Fauxbourg du Temple.
Parmentier.	Alhoy.	La Charité, rue des Saints Pères.
Thouret.	Alhoy.	La Clinique interne, près la Charité.
Delessert.	Le Maignan.	Les Vénériens, Fauxbourg S. Jacques, aux ci-dev. Cap.
Fieffé.	Duchanoy.	L'Hôpital Saint Antoine, Fauxbourg Saint Antoine.
Camus.	Alhoy.	L'Hôpital Baujon, Fauxbourg Saint Honoré.
Duquesnoy.	Duchanoy.	L'Hôpital Cochin, Fauxbourg Saint Jacques.
Delessert.	Le Maignan.	L'Hôpital Necker, rue de Séve.
Pastoret.	Le Maignan.	Les Enfans malades, rue de Séve.

NOMS

DES MEMBRES DU CONSEIL

ET DES COMMISSAIRES,

ainsi que les Hôpitaux et Hospices qu'ils administrent.

MESSIEURS,

Membres du Conseil.   *Commiss.*

Mourgue.	*Duchanoy.*	Maison de Santé, *Fauxbourg Saint Laurent.*
Thouret.	*Alhoy.*	Maison de la Vaccine, *rue du Battoir.*

HOSPICES D'INDIGENTS.

Richard d'Aubigny.	*Desportes.*	L'Hôpital général, *Boulevard de l'Hôpital.*
Bigot de Préameneu.	*Desportes.*	Bicêtre, *chemin de Ville-Juif.*
Duquesnoy.	*Desportes.*	La Pitié, *rue Saint Victor.*
Camus.	*Alhoy.*	La Maternité, *rue d'Enfer.*
Camus.	*Alhoy*	L'Accouchement, *au ci-dev. Port Royal, rue de la Bourbe.*

C

NOMS

DES MEMBRES DU CONSEIL

ET DES COMMISSAIRES,

ainsi que les Hôpitaux et Hospices qu'ils administrent.

MESSIEURS,

Membres du Conseil.	Commiss.	
Pastoret.	Desportes.	Les hommes incurables, aux ci-dev. Récolets, faub. S. Laurent.
Mourgue.	Desportes.	Les femmes incurables, rue de Séve.
Camus.		L'Hospice Mont-Rouge, chemin de Mont-Rouge.
Fieffé;	Desportes,	Les Orphelines, rue du fauxbourg S. Antoine.
Parmentier.	Desportes.	Les Petites Maisons, ou Hospice des Ménages, rue de la Chaise.

Maison, secrétaire général, place Notre-Dame.

EMPLOIS ET BUREAUX

attachés à ces établissements.

Mourgue.	Fesquet.	Domaine, place Notre-Dame.
Delessert.	Fesquet.	Caisse, Compt., place Notre-Dame.

La boulangerie à Scipion, *rue S. Victor.*

La pharmacie centrale, *rue Notre-Dame.*

Les magasins et séchoirs, *rue du Fouard.*

Le bureau central d'admission, *à S. Jean-le Rond, derrière l'église Notre-Dame.*

Les magasins, *à la Halle aux Vins.*

Le cimetière de Clamard, *rue S. Victor.*

Le cimetière de la Charité, *Butte du Mont Parnasse.*

EXPLICATION

Du Plan de l'Hôtel-Dieu de Paris.

A. Porche couvert de la nouvelle entrée, sous lequel se trouvent les escaliers pour les logemens des employés.

B. Vestibule communiquant à toutes les salles de malades, et au bureau de réception générale.

C.C. Infirmeries des femmes.

D.D. Infirmeries des hommes, avec un vaste escalier E au milieu, conduisant aux étages supérieurs.

F. Pont conduisant au quartier des hommes.

G.G. Promenoirs couverts pour chaque sexe.

H. Cour de la cuisine.

I. Cour au vin.

L. Accessoires au bureau de réception, au-dessous sont la cuisine, boucherie, réfectoire, &c.

M. Pharmacie, laboratoire, &c.

N. Cour des charrois où sont les écuries et remises.

O. Passage de l'archevêché.

P. Jardin des malades qui, divisé, sert aux deux sexes.

Q. Jardin projetté pour les hommes malades.

R. Rue de la Bucherie qui, au moyen des salles accouplées, aura vingt mètres de large, c'est-à-dire, environ la largeur de la rue de Tournon.

S. Pont du Châtelet.

T. Rivière.

U. Pont aux Doubles.

Y. Pharmacie centrale des hôpitaux et hospices.

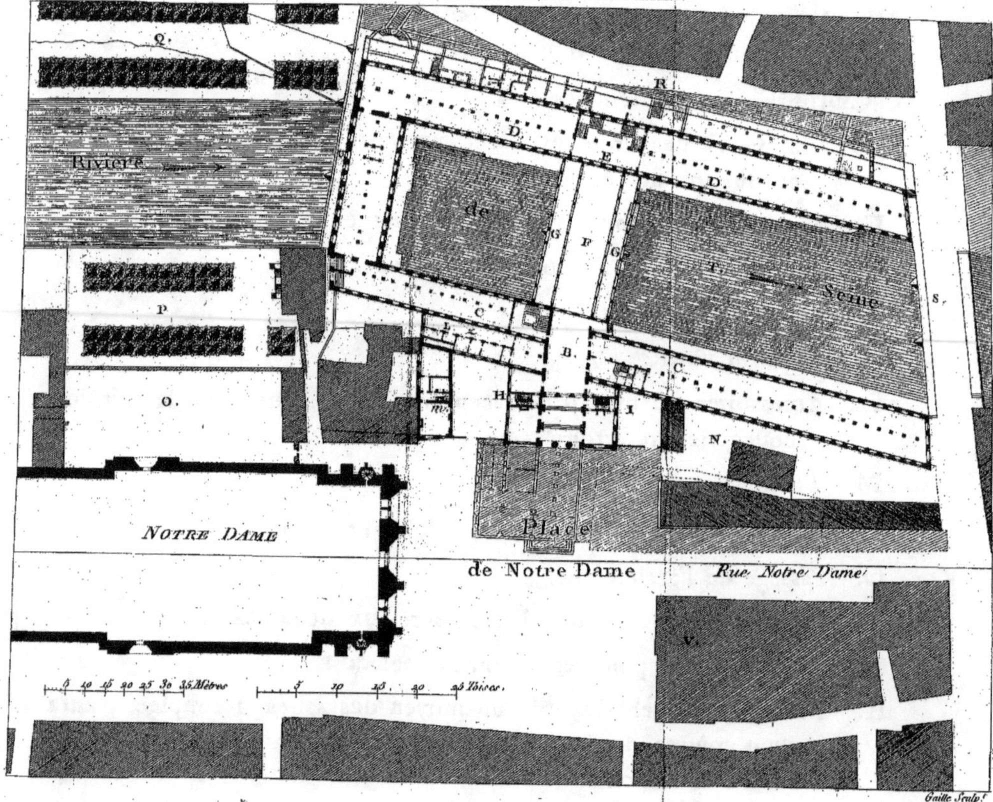

PLAN DE L'HÔTEL DIEU DE PARIS.
Rivière
Notre Dame
de
Seine
Place
de Notre Dame
Rue Notre Dame
Gaille Sculp.

HOTEL-DIEU.

L'hôpital de l'Hôtel-Dieu, le principal de Paris, est le premier sur lequel je dois appeller l'attention du gouvernement; il existe dans la même situation depuis près de douze cents ans (1). Il a eu constam-

(1) Il fut fondé, dit-on, en 650 par S. Landry, qui succéda à Audebert sur le siége épiscopal de Paris, sous le règne de Clovis II. Ce prélat consacra à cet établissement, une partie du palais dont Erchinoaldé, gouverneur de Paris (*prefectus urbis*) fit donation au chapitre de la cathédrale.

Quand les empereurs chrétiens eurent assigné aux églises des revenus fixes, il passa en loi que chaque archevêque entretiendrait un hôpital; c'est ainsi que l'on voit à Rome l'hôpital de Latran, auprès de la basilique de ce nom, et à Paris, ainsi que dans toutes les grandes villes diocésaines.

Si on veut avoir une idée exacte de la distribution que fit S. Landry et les évêques qui lui succédèrent, du palais du gouverneur Erchinoaldé, on peut consulter le plan de Paris, sous Louis VII; on y verra le palais de l'archevêque derrière Notre-Dame, la chapelle de S. Jean-le-Rond, où est actuellement le bureau central de réception, et qui était adhérent à ce palais, et ensuite une place vuide qu'on appellait le port l'Evêque, où on a bâti, sur la fin du dernier siècle, le grand escalier et la salle des gardes du palais épiscopal.

Cette place séparait le palais des écoles de théologie et de leur chapelle, où était, avant la révolution, la bibliothèque des avocats.

Les murs du côté de la rivière, portent encore les traces des fortifications du palais du gouverneur, les créneaux et la courtine subsistent au moment où j'écris ces notes; mais ils vont disparaître à la suite des travaux que je vais exécuter pour la nouvelle entrée de l'Hôtel-Dieu, d'après les ordres du gouvernement.

On distinguera enfin l'Hôtel-Dieu avec la chapelle S. Christophe, qui était celle du palais; cette chapelle existe en saillie sur la place Notre-Dame, et va, au moyen de la disposition dont je viens de parler ci-dessus, être reculée jusqu'à la rue du palais épiscopal, ainsi que toutes les parties de bâtiment qui avancent encore sur la place.

Cette chapelle, dont les parties conservées servent de caves aux vins

ment la même destination, et j'ai vu dans cette vénérable antiquité, un motif puissant pour m'engager à l'arracher à la destruction à laquelle il semblait condamné depuis longtems.

Les monuments anciens doivent être respectables pour les nations auxquelles ils appartiennent ; ils attestent la longévité de leur puissance et de leurs principes, et c'est un devoir pour elles de soutenir, de rajeunir, d'éterniser, s'il est possible, ces masses

---

à l'Hôtel-Dieu, était anciennement au niveau de la place, dont le terrain a été relevé sous le règne de Philippe-Auguste. On voit en effet qu'en 1184, époque à laquelle a été ouverte la rue Notre-Dame, on montait treize marches pour arriver à la cathédrale, et que jusques-là on n'avait eu d'autre débouché pour y aborder, que la rue S. Christophe et la ruelle basse de l'Hôtel-Dieu, qui sépare de l'hôpital les maisons de la rue Notre-Dame.

Il paraît que depuis la fondation de l'Hôtel-Dieu jusqu'en 1525, il n'y eut d'autre embellissement ni accroissement que ceux que S. Louis fit faire en 1237, et qui ne consistèrent que dans un portail orné de pilastres et de niches, dont partie existe encore dans la façade qui donne sur le pont du Châtelet. Ce monarque enrichit cet hôpital par de pieuses libéralités qui l'en firent regarder comme le fondateur. (*Actes originaux et monumens antiques, traduits de l'Anglais, tome VII.*)

En 1280, sur les fondations de l'ancienne église qui était trop basse, il en fut construit une nouvelle, par les largesses d'Oudard Macreux, bourgeois de Paris (*Histoire de la ville et du diocèse de Paris.*) C'est cette église que je suis autorisé à démolir pour agrandir la place de 50 centiares, ou demi-arpent environ.

L'Hôtel-Dieu ne consista donc longtems que dans trois ou quatre corps de logis adhérents à l'ancienne chapelle S. Christophe.

En 1535, le chancelier Duprat, légat du pape Clément VII, fit bâtir la salle du Légat, qui fut destinée aux maladies contagieuses (*Dictionnaire historique de Paris.*) Cette salle fut brûlée en 1772, et c'est sur ses fondations qu'on bâtit, en 1780, celle de Sainte Marthe, et le corps de bâtiment au-dessus.

imposantes, qui les font vivre bien avant dans le passé.

J'ai donc apporté les mêmes soins à la recherche des moyens convenables pour ajuster l'hôpital de l'Hôtel-Dieu de manière à ce que, sans le changer de place, sans interrompre son service journalier, il fît au gouvernement tout l'honneur d'un établissement nouveau et bâti à grands frais.

Il occupera la première place dans ce mémoire, où je traiterai ensuite des établissemens qui, avec lui, doivent former l'ensemble des hôpitaux de malades de la capitale de la France.

DISPOSITION GÉNÉRALE

DE L'HÔTEL-DIEU DE PARIS.

L'Hôtel-Dieu ne fut d'abord qu'une simple maison composée de quelques corps-de-logis entourant une chapelle et avoisinant la cathédrale et la maison de l'archevêque qui, sur ses dixmes et celles du chapitre, était tenu de pourvoir à l'entretien et au soulagement de quelques indigents malades ; il s'est accru de siècle en siècle, tant par les libéralités des rois, que par le zèle et la charité des chrétiens ; il n'occupait, dans les premiers tems, que la rive droite

Origine
de
l'hôtel-dieu,

C 3

de la Seine , et c'est Henri IV (1) qui fit bâtir les salles qui sont sur l'autre rive , du côté de la rue de la Bucherie.

Ces deux corps de bâtiment furent ensuite plus particulièrement liés l'un à l'autre, par la construction du *petit pont aux doubles* et de la salle dite du Rosaire , qui est au-dessus (2).

L'Hôtel-Dieu est, depuis ce tems, resté à peu près dans l'état où on le voit maintenant , longeant les deux rives du bras de rivière qui le baigne , depuis le pont du Châtelet jusqu'à celui qui débouche à la rue de la Bucherie , et occupant un hectare et demi de bâtiment (environ quatre arpents.)

L'incendie qui arriva en 1772 , ayant donné lieu à des reconstructions , on s'occupa sérieusement de remédier à un des vices principaux de cet hôpital , celui de l'insalubrité intérieure. Cette insalubrité, si funeste aux malheureux qui venaient chercher des secours dans cet asyle , funeste encore aux citoyens qui occupaient les habitations voisines , résultait de

(1) En 1602 , Henri IV fit bâtir les salles S. Charles et S. Thomas , qui furent terminées en 1606.

(2) C'est en 1625 que les administrateurs obtinrent du roi et de la ville, la permission de bâtir le petit Pont , qu'on appellait le Pont aux Doubles , et d'y construire une nouvelle salle qu'on nomma le Rosaire ; elle fut terminée en 1634.

l'entassement des malades dans des locaux trop res=
serrés. On proposa donc de diviser en plusieurs départemens cet hôpital, qui était alors le seul connu
pour Paris ; beaucoup de projets parurent successivement, et donnèrent lieu à un rapport très-lumineux
de M. Tenon, et à d'autres que firent paraître plusieurs compagnies savantes , dont étaient membres
La Place , Daubenton et les trop malheureux Bailly
et Lavoisier.

Ces rapports d'où date la première législation des
hôpitaux, prouvèrent clairement que l'Hôtel-Dieu,
avec une superficie de deux hectares environ, ne
suffisait pas pour contenir 3418 malades qu'on y
traitait journellement à cette époque ; dès-lors le
gouvernement annonça la volonté bien formelle de ne
plus laisser trois ou quatre malades dans un seul lit,
mais bien de donner à chacun un lit séparé. En effet
on fit fabriquer quelques centaines de couchettes à
une seule place et d'autres à deux places , mais séparées par une cloison, et on construisit ensuite
l'aîle côté du nord , sur la rivière, dont le rez-de-
chaussée seulement fut destiné aux malades. Les
quatre étages supérieurs furent réservés pour les religieuses chargées de la surveillance de leur traitemennt.

Ces vertueuses cénobites se livraient , à la vérité,

et se livrent encore avec le zèle le plus infatigable aux soins d'une pieuse humanité, et méritaient, dans la distribution des logements , une attention particulière ; mais il était à regretter qu'on ne leur eût pas affecté une partie de bâtiment uniquement appropriée à cet usage , et qu'on eût placé leur habitation dans ce qui était, pour ainsi dire , la partie principale de l'établissement, et devait , par sa position , être plutôt destinée aux malades , qu'aux personnes employées à les soigner.

En 1783 et 1784, on fit quelques autres petites constructions , sur lesquelles je crois inutile de m'étendre ; je veux parler du corps de bâtiment élevé sur une partie de l'emplacement du Petit Châtelet , de la sur-élévation faite à la suite de l'église , et de quelques parties de salles contigues. Ces constructions sont peu importantes, peu solides, peu salubres, et s'adaptent très-mal avec l'objet principal. Pour en prévenir la chute, il est devenu indispensable d'en démolir une partie, et pour mettre à profit ce qui peut en être conservé, il faudra en changer totalement la disposition.

Pour diminuer le nombre des malades qu'on entassait à l'Hôtel-Dieu, on avait, quinze ans avant la révolution , ainsi que je l'ai dit dans cet ouvrage , reconnu la nécessité de former à Paris quatre grands hôpitaux, quinze ans ont vu éclore les plus beaux projets à cet égard, et pendant quinze ans, on n'a pas exécuté une seule amélioration importante ; un demi-siècle peut-être se serait encore écoulé, avant qu'on eût réalisé les idées qu'avait enfantées une saine philosophie.

Les seuls plans qui furent accueillis avec quelque faveur, comme je l'ai également dit, furent ceux relatifs à l'établissement des hôpitaux de la Roquette, de Sainte Anne, et à celui de l'île des Cignes, qui tous devaient être bâtis de fond en comble, leur exécution eût entraîné une dépense de plus de vingt millions (1), dans laquelle le gouvernement ne pouvait pas s'engager sans une coupable légéreté, d'abord parce qu'il ne devait pas en résulter une utilité bien évidente, et ensuite parce que la difficulté et l'immensité des travaux en eût presque immanquablement rendu la terminaison impossible ; aussi ne s'occupa-t'on d'abord que de l'hôpital de S^{te}. Anne, dont les fouilles seules furent faites; ces travaux n'ont eu d'autre résultat que de diminuer la valeur d'une

Projet pour construire un hôpital à l'île des Cignes.

---

(1) Le seul hôpital de l'île des Cignes a été évalué par M. Poyet, architecte, auteur du projet, à 17.662,516 liv. 16 s. *Essai sur les hôpitaux, par Coqueau, pag.* 92.

des fermes les plus lucratives de l'Hôtel-Dieu ; celle Ste. Anne, dont ils occupent environ dix hectares de terrein, qui mis en culture, dans la position où ils se trouvent, à la porte de Paris, seraient d'un rapport infiniment précieux.

Le projet que je présenterai pour l'établissement de ces quatre hôpitaux, est bien loin d'exiger les dépenses énormes auxquelles l'ancien gouvernement semblait avoir consenti, et offre des avantages au moins égaux ; les bases en sont toutes posées depuis peu, et il peut, en conséquence, être exécuté dans un espace de tems extrêmement court ; enfin il rentre entièrement dans les vues du gouvernement actuel, qui, déterminé à remplir ses engagemens avec une rigoureuse exactitude, veut joindre l'économie à l'utilité. L'artiste jaloux de mériter sa confiance, doit se pénétrer de ces vues générales, et évitant deux excès également condamnables, combiner ses plans de manière à ce qu'ils n'entraînent que des dépenses possibles, et que leur exécution présente cependant des monumens dignes, et par leur utilité et par leur solidité, du gouvernement qui les a ordonnés.

Les moyens que je viens offrir, prouveront si j'ai su me proposer et atteindre ce double but.

Les changemens, augmentations et projets que

je viens d'indiquer, furent les principaux qui eurent lieu pour l'Hôtel-Dieu, à la suite de l'incendie de 1772, jusqu'à l'époque de la révolution. Tous les intérêts alors se confondirent en un seul, et on perdit de vue les objets de détail.

Le systéme de popularité qui devint la base de toutes les parties de l'administration, faisait espérer qu'on donnerait une attention particulière aux hôpitaux et hospices de Paris. Ces maisons, en effet, appartiennent à toute la France, puisqu'elles sont les seules où l'on ne refuse personne, où l'on admet sans difficulté avec les pauvres des villes, les malades des campagnes, où se trouvent réunies toutes les ressources de l'art de guérir, porté à son plus haut dégré, ressources qu'on ne se procurerait même pas ailleurs pour des prix considérables ; où enfin les maladies contagieuses sont séparées des maladies ordinaires. Il était donc naturel de penser que le gouvernement, dont le but constant était de prouver au peuple qu'il faisait tout pour lui, jetterait un regard de sollicitude sur les asyles destinés au soulagement de la partie de ce peuple la plus indigente et la plus nombreuse, qu'il en déracinérait tous les vices, qui, comme celui d'insalubrité principalement, révoltaient le philosophe observateur, et qu'il en ferait enfin les temples respectables d'une humanité aussi éclairée qu'attentive. Examinons ce qu'on a fait pour atteindre ce but.

Dès 1772 , quoiqu'âgé de quinze ans seulement, je fus chargé, à l'Hôtel-Dieu , d'une partie de surveillance proportionnée à mon âge et à ma capacité , jusqu'en 1790, que je fus nommé architecte de la Charité , et contrôleur des bâtimens de l'Hôtel-Dieu. J'ai eu le tems de nourrir mon esprit de cette importante matière , et ayant été ensuite nommé architecte de l'Hôtel-Dieu et accessoires , de l'hôpital S. Louis , et des nouveaux hôpitaux des malades , créés par le gouvernement, j'eus l'avantage d'être témoin et d'être chargé , sous les ordres de l'administration, d'exécuter , en ce qui concerne les dispositions de localités , le bien qui s'opéra dans la majeure partie de ces hôpitaux de malades , de l'hospice des Incurables , faubourg S. Laurent , et dans celui de Mont-Rouge.

Pour mettre , dans ce mémoire , tout l'ordre et toute la clarté qu'on peut désirer, je suivrai pas à pas le rapport fait en 1788 par l'académie des sciences, et signé Bailly , La Place , Lavoisier , Condorcet, Tenon , etc. etc. ; j'indiquerai tous les vices que ce rapport annonçait exister à cette époque à l'Hôtel-

Dieu de Paris ; j'établirai l'état actuel de cet hôpital ; enfin j'examinerai ce qui a été fait et ce qui reste à faire pour son perfectionnement.

Dissipant d'abord le préjugé qui existe dans le public contre les hôpitaux, je prouverai que le gouvernement a déja rempli, de la manière la plus libérale, la tâche qui lui était imposée, et que le génie réparateur qui s'étend sur toutes les parties de l'administration depuis le 18 brumaire, a atteint ces asyles respectables, parmi lesquels l'Hôtel-Dieu tient, sans contredit, la première place, tant par sa position au centre de la capitale, que par son étendue et les secours de tout genre qui y sont réunis ; à côté de ces améliorations, j'indiquerai celles qui, d'après les savans que je viens de citer, doivent réunir tout ce qui convient à un établissement aussi important, à un établissement qui seul semble suffire pour donner la mesure de la civilisation d'un pays et de la bonté de son gouvernement.

ÉTAT ANCIEN DE L'HÔTEL-DIEU.

1.º Le plus grand vice qu'on ait reproché à l'Hôtel-Dieu, et celui qui, sous tous les rapports, devait à plus juste titre exciter de vives plaintes, était l'accumulation des malades dans un local trop resserré, la confusion des sexes et des départemens.

2.º Un des abus qui avait le plus frappé le gouvernement et le public, abus qui était la principale cause de l'insalubrité mortelle qui régnait dans cet hôpital, je veux dire la réunion de plusieurs malades dans un seul lit. (1)

3.º Des matières combustibles étaient placées en grande quantité sous les salles, on faisait fondre le suif sous la salle dite du Légat; et postérieurement encore, lorsque la boucherie était placée à l'Hôtel-Dieu, on fabriquait la chandelle dans les caveaux situés sous la salle S.t Marthe nouvellement construite.

4.º Les caves destinées à servir de magasins à l'apothicairerie, étaient également au-dessous des salles.

5.º La boulangerie, placée dans l'hôpital, présentait également des dangers. L'enmagasinement d'une grande quantité de bois, et la nécessité d'entretenir journellement un feu très-vif, étaient des motifs d'alarmes continuelles.

6.º Il n'y avait point de promenoirs de convales-

---

(1) Ils ont été jusqu'à six dans un même lit, mais le plus souvent quatre. (*Voyez le rapport de M. Tenon.*)

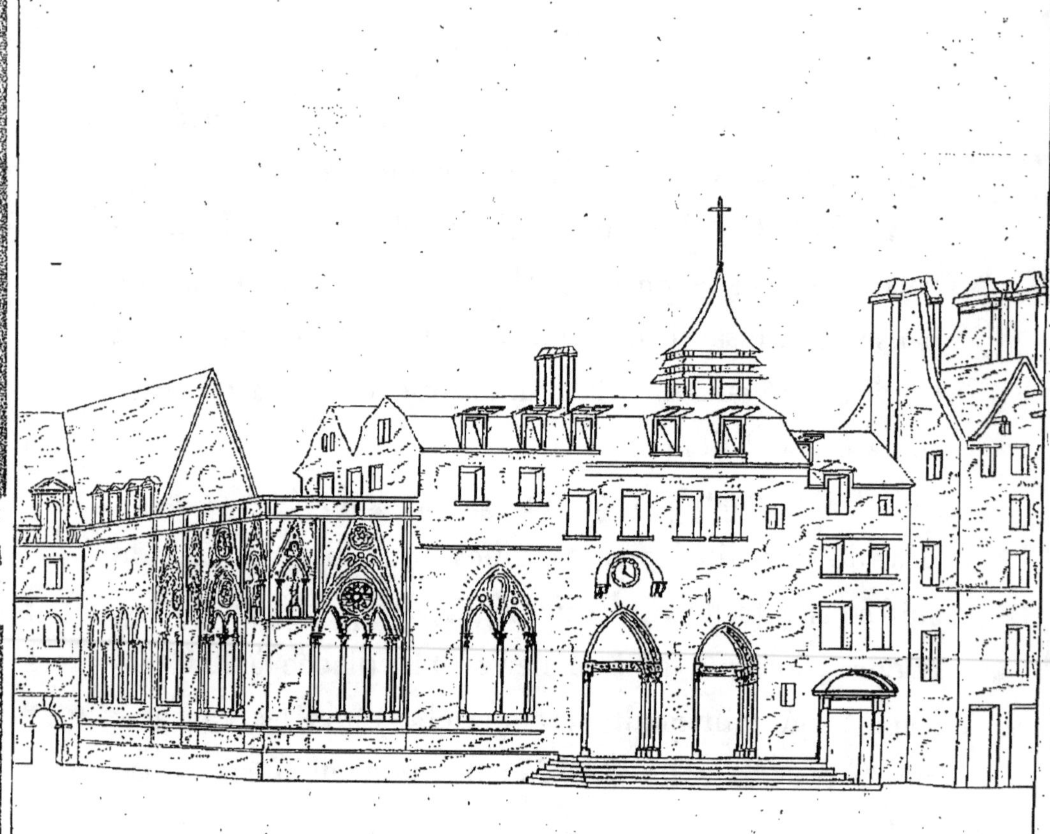

FAÇADE DE L'ANCIENNE ENTRÉE
DE L'HÔTEL DIEU DE PARIS.

Cette entrée qui etoit aussi celle de l'Eglise de St. Christophe, fut
batie en 1280, par les largesses d'Oudard Macreux, Bourgeois de
Paris, sur les fondations d'une ancienne chapelle dépendante du palais
qu'occupoit le gouverneur de paris sous Clovis II, le quel servit depuis a former le palais épiscopal et l'Hotel dieu de cette ville. *

* Histoire de la Ville de Paris.

Gaille Sculp.

cens pour les beaux jours, et l'hiver les salles n'é-
taient point chauffées.

7.º Le traitement des foux et des folles dans cette
maison, devenait funeste à ces malheureux, exposés
qu'ils étaient à la chaleur d'un fourneau ardent, et
privés de tous les moyens curatifs indiqués par les
savans qui ont traité de cette maladie (1), bien digne
d'exercer les méditations des gens de l'art, je veux
dire la promenade, le grand air, etc.

8.º Les seules baignoires des foux et des folles, et
quelques autres au Rosaire, existaient pour cet immense hôpital ; il semble que ce moyen curatif,
dont l'usage est reconnu si nécessaire dans une infinité de circonstances, ait été méconnu à cette époque.

9.º Le bureau de réception qui était à l'entrée de
l'Hôtel-Dieu, a dû contribuer pour beaucoup à entretenir le préjugé défavorable qui existait depuis si
longtems contre cet hôpital ; il forme la réunion de
plusieurs emplois de la plus grande importance,
dont les dispositions étaient tellement sombres, qu'il
fallait y entretenir continuellement de la lumière,
même dans les plus beaux jours ; je laisse à penser
quels inconvéniens en résultaient pour l'officier de
santé et la classification des maladies ; ce local insa-

____

(1) M. Pinel, médecin de l'hôpital général.

D

lubre était une source continuelle de maladies dan-
gereuses pour les employés chargés de la réception ;
il en était de même du corps de garde des Invalides
chargés de la police des salles , et du bureau de
l'inspecteur chargé de la sortie des convalescens.

10°. Enfin l'entrée ancienne de l'Hôtel-Dieu, qui
se ressentait de la barbarie des temps où il a été
construit , déshonorait cet hôpital , et répondait on
ne peut pas plus mal à la disposition des salles en
général ; la crainte ou le dégoût et l'horreur, atten-
daient , pour ainsi dire , le malade à la porte , et
venait augmenter la somme et le danger de ses maux ;
deux brancards pouvaient à peine passer de front
par cette entrée si étroite et si incommode , et qui
n'était point convenable sous tous les rapports.

ÈTAT ACTUEL DE L'HÔTEL-DIEU.

Salle Sainte Jeanne, au 1.er étage du couvent.

1.° L'orsqu'on fut bien pénétré de la nécessité d'augmenter la superficie du terrain propre à placer plus
avantageusement les malades, pour remédier en partie
au vice de leur accumulation dans un local trop resserré, on ouvrit une nouvelle salle de femmes (1);

Séparation des sexes.

les malades de ce sexe étant en plus grand nombre

---

(1) Salle Sainte Jeanne.

et ayant à cet hôpital moins de place que les hommes, cette salle fut construite au premier étage de la partie neuve qui avait été bâtie pour le couvent ; l'établissement de cette superbe infirmerie, capable d'y recevoir 120 lits, en moins de trois mois, fut faite et occupée ; dès-lors on a séparé les sexes autant qu'il a été possible, en affectant la partie septentrionale aux femmes, et la partie méridionale aux hommes.

2.º Pour remédier à l'abus révoltant de la multiplicité des malades dans un seul lit, on profita de la saison d'été où les malades sont en moins grand nombre que dans tout autre tems ; M.ʳˢ Cabanis et Thouret, chargés alors de l'administration des hôpitaux, m'autorisèrent à réduire tous les lits de l'Hôtel-Dieu et de l'hôpital S. Louis, à la largeur de trois pieds, et firent prendre une délibération dont le résultat fut que dans les deux hôpitaux que je viens de nommer, il ne serait à l'avenir fabriqué aucun lit d'une autre dimension.

Réduction
des lits pour
un seul
malade.

3.º Pour éloigner le grave inconvénient de l'abbatis des bestiaux, de la fonte des suifs, et de la fabrication de la chandelle, il a été accordé aux hôpitaux l'emplacement des Bernardins, où elle a établi sa boucherie générale et la fonderie, tant que ce local a été à sa disposition ; depuis, ce service se faisant

Plus de
boucherie à
l'hôtel-dieu.

D 2

par entreprise et au-dehors, il en résulte la réforme de deux graves inconvéniens.

Pharmacie centrale. 4.º L'établissement de la pharmacie centrale aux ci-devant enfans trouvés, a aussi retiré de l'Hôtel-Dieu une grande quantité de matières combustibles, qui, étant sous les caves, laissaient subsister le même danger du feu qu'on a eu tant de peine à éteindre en 1772.

Boulangerie à Scipion. 5.º Le transfèrement à Scipion de la boulangerie de tous les hôpitaux, et principalement de l'Hôtel-Dieu, a débarrassé cet hôpital d'une quantité de magasins, de greniers d'emplois, et de dépôt de matières combustibles qui, indépendamment du péril qu'ils présentaient, entretenaient une malpropreté continuelle, dont l'éloignement était bien recommandé dans le rapport de l'académie (1).

On a aussi éloigné de cette enceinte la cordonnerie et la fabrique d'habits.

Promenoir des malades. 6.º L'avantage inappréciable d'un promenoir, a été procuré à l'Hôtel-Dieu, par l'addition qui y a été faite de la terrasse de l'archevêché.

Un jardin passable s'y trouve formé pour chacun des deux sexes ; il est vrai qu'il n'est pas en propor-

---

(1) L'organisation de la pharmacie centrale et de la boulangerie, désignée ci-dessus, dont on a déchargé l'Hôtel-Dieu en l'an 4, est due aux soins actifs et aux talens distingués de M. Parmentier, membre du conseil des hôpitaux.

tion avec le nombre des convalescens qui s'y pro-
mènent ; (*Je reviendrai sur cet objet.*) mais ce promenoir, tel qu'il est, est d'un avantage précieux pour
cet hôpital, car le meilleur médicament que l'on puisse
fournir à l'homme qui commence à recouvrer la santé,
est la facilité de pouvoir exposer à l'air ses membres
encore débiles.

Il n'y a pas de moyen plus sûr d'accélérer sa
guérison parfaite, et ce doit être là un des premiers
objets de l'attention du gouvernement et d'une bonne
administration. Les secours prodigués à chaque malade, deviennent d'autant moins dispendieux, qu'ils
sont plus efficaces, et ces secours s'étendent sur un
bien plus grand nombre d'individus dans un même
espace de tems, quand chacun d'eux fait un moindre
séjour dans un hôpital.

L'établissement de poëles dans toutes les salles,
remédie au grand inconvénient qu'éprouvaient l'hiver
les malades, dont les boissons et les alimens étaient
souvent gelés.

7.º L'évacuation qu'on vient de faire des foux et
des folles qui étaient traités à l'Hôtel-Dieu, doit être
considérée comme un des plus grands bienfaits qu'on
lui ait procurés ; le voisinage où ils étaient des salles
destinées à d'autres malades, devenait funeste à ceux-

Plus de
traitement
de foux
ni folles.

ci, dont ils interrompaient à chaque instant le repos; eux-mêmes étaient placés de la manière la plus contraire à leur état, c'est pourquoi l'administration s'est arrangée pour que tous les indigens attaqués de cette maladie, et présentés à l'Hôtel-Dieu, soient traités sur les fonds des hospices de Paris, à l'hôpital de Charenton.

Salle des bains pour les hommes.

8.º L'administration de cette maison, toujours habile à saisir les occasions d'améliorer le sort des malheureux qu'on y reçoit; trouva le moyen d'établir, des débris de l'établissement des foux évacués, une salle de bains complette pour les hommes, dans la proportion des besoins en ce genre ; elle est située à la proximité de leur infirmerie à rez-de-chaussée.

Il était bien étonnant qu'on eût si longtems négligé d'assurer aux malades cette espèce de secours ; leur établissement est une des améliorations les plus importantes qu'on ait pu faire à l'Hôtel-Dieu.

Bureau central pour la réception des malades dans tous les hôpitaux.

9.º Il faut compter aussi parmi ces améliorations, le bureau central de réception qu'on a récemment formé pour l'admission des malades, et qui influe d'une manière si sensible sur ceux qu'on reçoit à l'Hôtel-Dieu ; on y procède à la reconnaissance exacte de la nature de la maladie, et il résulte de cet examen, qu'on ne reçoit plus dans cet hôpital, ainsi que dans les autres ayant la même destination ; que de véritables malades, et non comme autrefois, des indigens qui n'avaient d'autres titres à alléguer que leur misère ; ces derniers sont secourus d'une manière bien plus conforme à leur besoin, et bien plus économique, dans d'autres établissemens formés à cet effet.

La nouvelle réception de l'Hôtel-Dieu a reçu aussi des changemens dans sa disposition, tels qu'il ne lui reste plus rien à désirer, clarté, salubrité, distribution convenable des emplois, un bureau d'enregistrement vaste et bien éclairé, un cabinet de visite ; vestiaire bien séparé de chaque sexe, salle de propreté où on lave les malades en entrant ; enfin tout ce qui blessait la décence et entraînait une confusion et des abus continuels, a été remplacé par des améliorations.

Si on ajoute à ces emplois le nouveau dépôt des vêtemens des malades, dont la situation et l'étendue donnent la plus grande facilité pour la classification et la distribution des effets. *Nouveau dépôt des vêtemens.*

Une superbe et vaste lingerie avec tous ses accessoires, qui, par sa position au centre de l'hôpital, en rend le service extrêmement facile ; on verra la preuve de la sollicitude que le gouvernement ne cesse de *Nouvelle lingerie.*

D 4

porter sur ces asyles de bienfaisance ; et celle des administrateurs dont il a fait choix.

NOUVELLE ENTRÉE DE L'HÔTEL-DIEU.

De quelle importance n'était-il pas de faire disparaître la cause de tant de maux ? Le gouvernement en a senti la nécessité , et le ministre de l'intérieur a accepté l'exécution des plans que je lui ai présentés pour une nouvelle entrée de ce respectable monument. Cette entrée sera simple , mais d'un style convenable à l'établissement (1). Tous les emplois qui doivent se rencontrer à la porte d'un hôpital bien ordonné , y seront convenablement adaptés ; elle sera digne d'être comptée au nombre des embellissemens exécutés dans cette capitale , tant par sa nouvelle disposition , que par l'agrandissement de la place Notre-Dame , et par le dégagement total du portail de cette imposante cathédrale.

L'Hôtel-Dieu aura donc enfin cet aspect imposant qui doit caractériser tous les établissemens d'utilité

______

(1) Les constructions de cette nouvelle entrée sont exécutées suivant les plans et devis approuvés par le ministre de l'intérieur Chaptal , le 23 thermidor an 10 , et d'après l'arrêté du conseil général des hôpitaux , du 7 brumaire an 11 , revêtu de l'approbation de M. Frochot, préfet du département de la Seine , sous la date du 8 du même mois.

publique, et qui imprime à la nation la reconnaissance et le respect, et aux étrangers l'admiration et l'estime.

Que ceux-ci ramenés au milieu de nous par l'heureuse paix, reconnaissent avec étonnement que malgré les désastres de notre révolution, malgré la pénurie qui en a été le résultat, notre gouvernement a trouvé dans son amour de l'ordre et dans son économie, les ressources nécessaires pour l'exécution des projets philantropiques qu'avaient envain vu éclore des siècles de paix et d'abondance.

Qu'ils voyent dans toutes les améliorations dont je viens de donner le détail, qu'il n'est pas une partie de l'administration où le bien ne se fasse, où il ne se fasse tout entier; graces en soient rendues au héros dont le génie a su concevoir tant d'idées grandes et libérales, et qui les faisant exécuter, marche sur les traces de Périclès et d'Auguste, dans le pays de Charlemagne et de Louis XIV.

Ces améliorations n'ont pas fait partie du compte rendu au corps législatif; le gouvernement a semblé vouloir se soustraire à la reconnaissance qui lui est due à cet égard; elles sont cependant bien de nature à figurer dans la masse de celles qui ont eu lieu pour le bien général; l'économie et la salubrité publique y ont trouvé des avantages incalculables.

Mais si plusieurs défauts ont déja disparu à l'Hôtel-Dieu de Paris, il en reste encore de très-graves, et la tâche n'est pas encore remplie. Il ne s'agit que de les indiquer à l'autorité, et c'est ce que je vais faire avec le plus de méthode et de précision qu'il me sera possible.

SALLES ACCOUPLÉES. (1)

Ces défauts consistent, 1.° dans l'accouplement des salles, surtout du côté de la rue de la Bucherie.

Malgré les vives sollicitations que je n'ai cessé de faire pour la suppression de ces salles, on n'a pas cru encore devoir porter ce grand coup, dont l'exécution paraît beaucoup plus difficile qu'elle ne l'est réellement.

La nécessité de cette supression ne se présente peut-être pas dans toute son évidence à ceux qui ne font qu'une visite momentanée de ces infirmeries; mais d'après les résultats de l'expérience, elle est profondément sentie par celui qui a médité longtems sur les causes qui rendaient les convalescences difficiles et longues, l'un des plus graves motifs des reproches faits à l'Hôtel-Dieu.

Si je pouvais rendre compte dans ce mémoire, de toutes les observations des savans, en visitant avec

____

(1) Je suis toujours le mémoire que j'ai cité.

moi ce local, tant sur les raisons de cette insalubrité ; que sur la différence dans l'influence de l'air et dans ses résultats sur les malades , suivant les différentes positions et expositions de ces mêmes infirmeries ; si on eût pu tenir un journal exact de toutes les réflexions faites à cet égard , combien cette nécessité serait évidemment démontrée, et combien on serait disposé à employer les moyens qui existent de remédier au mal ! ces moyens, au reste, sont extrêmement faciles, et n'exigeraient qu'une volonté ferme et bien suivie : l'exécution, même partielle, d'un plan bien combiné à cet égard, suffirait pour faire disparaître en peu de tems et sans de grandes dépenses, ce principe funeste d'insalubrité.

Je vais d'abord chercher à démontrer en quoi il consiste, et j'en indiquerai ensuite le remède. On verra que, sans rien construire, en supprimant seulement ce qui se trouve de défectueux et de nuisible, on peut réussir et former ce qu'on appelle, en termes de l'art, un plan académique, c'est-à-dire, à donner à l'Hôtel-Dieu une forme régulière sur tous les points qui se communiquent, à l'isoler de toutes parts, et à lui imprimer ce caractère monumental qui doit distinguer le premier hôpital de la France (1).

____

(1) Voyez le plan de l'Hôtel-Dieu.

MOTIFS D'INSALUBRITÉ
DES SALLES ACCOUPLÉES.

En considérant la position de l'Hôtel-Dieu, on demeurera convaincu que la partie méridionale, qui forme le quartier des hommes, et qui donne d'un côté sur la rue de la Bucherie, et de l'autre sur la rivière, est la plus chargée de malades et d'emplois, et que cette surcharge doit y entretenir ce mauvais air, et obstruer la communication avec celui qui en opérerait le renouvellement.

Dans cette partie de l'hôpital est la salle des morts, l'amphithéatre, où se donnent les leçons anatomiques, les lavoirs, les cagnards au bois, et dans les greniers au-dessus, les séchoirs.

Le peu d'air que reçoivent ces infirmeries vient, d'un côté, de la rue de la Bucherie, l'une des plus étroites, des plus passagères et des plus humides de Paris, où se trouvent plusieurs égouts et conduits pour faire écouler dans cette partie de la rivière, les eaux qui viennent de la place Maubert, du carrefour S. Jacques, et d'autres rues extrêmement populeuses ; ajoutez à cela que, dans aucun tems de l'année, ni le soleil, ni le vent ne peuvent sécher le pavé : de l'autre côté, l'air vient de la rivière, mais il ne pé-

(61)

nètre qu'avec peine dans les salles , surtout dans celles à rez-de-chaussée , dont l'entrée lui est interdite par les terrasses qui rendent ces salles froides et humides.

Si on observe donc d'une part , les inconvéniens qui résultent pour les malades du voisinage immédiat d'une rue étroite , mal saine et extrêmement passagère , dont le bruit continuel et très-rapproché, ne leur permet pas , pendant un seul instant du jour , un repos si nécessaire à leur guérison (1) ; si on remarque ensuite que l'air venant du côté de la rivière, ce qui serait assez bon , est obstrué par les terrasses ; si on ajoute enfin que cet air , pour passer d'outre en outre , doit parcourir un espace de salles large de plus de vingt mètres ; qu'il est encore interrompu dans toute la longueur par un mur de refend très-épais , percé seulement de quelques arcades ; on se convaincra facilement que cette prodigieuse largeur , en disproportion choquante avec le peu de hauteur des salles , et le peu de volume d'air qu'elles peuvent recevoir, lorsque le froid permet qu'on laisse quelques croisées ouvertes , est la seule cause de cette insalu-

____

(1) La rue de la Bucherie est le passage des voitures venant des ports aux vins , aux tuiles , au bois , &c. &c. pour se rendre dans presque toutes les parties de Paris.

brité qui prolonge si cruellement les maux qu'on veut soulager.

S'il est prouvé par tous les médecins et physiciens, que l'air d'une bonne qualité est un des médicamens les plus efficaces pour toute espèce de maladies ; si, comme le dit le célèbre Corvisart, il ne faudrait, pour ainsi dire, que des tentes au lieu de salles ; s'il est démontré que la convalescence des soldats est bien plus prompte au milieu des camps que dans les hôpitaux ; ne faut-il pas se hâter de se rapprocher autant que possible de cet état de salubrité , et faire tomber ces *abats-jours* , ou *abats-airs* , qui empêchent la bienfaisante influence de l'athmosphère d'arriver jusqu'au lit du malade ?

Cet accouplement de salles est donc la seule cause du mal ; la suppression de la partie qui donne sur la rue de la Bucherie, la fera entièrement disparaître.

Cette suppression, à cet avantage inappréciable, joindra celui de donner à la rue de la Bucherie environ douze mètres de plus ! et d'entrer dans le plan d'embellissement et d'assainissement de ce quartier de Paris.

Il sera également nécessaire de baisser les croisées et les terrasses jusqu'au niveau du plancher bas des salles S. Charles et S. Antoine ; il résultera de cette disposition, que l'air pénétrera facilement dans les salles, s'y renouvellera du haut en bas, et balayera tous les miasmes morbifiques ; alors on ne sera plus forcé de recourir au moyen insalubre et destructeur du lavage des salles à grande eau, moyen qui y entretient une humidité continuelle, qui pourrit les lits, les planchers et les voutes, qui consomme une quantité d'eau précieuse, et qui enfin fatigue inutilement les gens de service, et les distrait de soins plus utiles.

La mesure que je propose n'entraînera ni dépense, ni déplacement ; elle peut être exécutée dans une saison d'été, et elle doit contribuer, avec toutes les autres mesures économiques, à diminuer de beaucoup la dépense de la journée du malade, en hâtant les convalescences, et simplifiant l'application des médicamens ; elle formera des salles distribuées sur des lignes droites faciles à parcourir et à surveiller ; enfin elle donnera à cette partie de l'hôpital, l'aspect d'un établissement public, qu'elle est si éloignée d'avoir, encombrée comme elle est, d'une quantité de petits bâtimens qui sont en saillie les uns sur les autres, et qui, en même tems qu'ils n'offrent ni ordre ni régularité, contribuent à intercepter l'air et le soleil sur tous les points.

Ce que je dis pour les terrasses de la partie méridionale, doit être appliqué à celles de l'autre côté de
la rivière, destinées aux femmes, et qui sont contigues à la salle Sainte Marthe.

Ces terrasses obstruent les deux tiers des arcades
jusqu'aux ceintres, et ces ceintres sont très-étroits ; il
est facile de calculer les inconveniens qui résultent de
la privation d'air dans une salle de malades aussi large
que l'est cette infirmerie.

La majeure partie de ces terrasses ne couvrent
d'ailleurs les petites pièces situées au-dessous, que
par des planchers pourris, qui exigent de continuelles réparations ; l'économie aussi bien que la
salubrité, réclament donc leur suppression.

Le terrein que va laisser vacant l'emplacement de
la ci-devant chambre électorale, contigue à la promenade, offre une ressource précieuse pour suppléer
les terrasses; on peut facilement y former des séchoirs
couverts et découverts.

Il résultera de cette disposition, qu'on n'aurait
plus besoin d'employer les séchoirs qui sont dans les
greniers, au-dessus de la salle la plus haute du côté
des hommes, et que cette suppression donnerait encore de précieux avantages.

D'abord

D'abord, pour parvenir à ces séchoirs, il faut monter 180 dégrés, indépendamment de l'échelle du grenier, ce qui entraîne une grande consommation de tems, et par conséquent une augmentation dans les dépenses.

En second lieu, l'infirmerie qui est au-dessous, est d'une élévation qui n'est nullement en proportion avec ses autres dimensions, et cependant elle reçoit autant de malades que celle de S. Charles, qui est à rez-de-chaussée et d'une hauteur plus que double ; on pourrait doubler sa capacité, en supprimant le plancher intermédiaire ; on remédierait alors à un vice bien grand, en rendant à cette salle le volume d'air qui lui est nécessaire ; enfin on ferait cesser le reproche si souvent répété de l'entassement de l'Hôtel-Dieu ; entassement devenu si funeste dans les incendies qui se sont manifestés à cet hôpital, en ce qu'il apportait un grand obstacle aux moyens d'en arrêter les progrès.

La suppression du plancher intermédiaire, et l'établissement des étendoirs tels que je viens de les proposer, peuvent s'effectuer sans dépenses, avec des matériaux qui proviendront de la démolition.

Promenades en plein air.

La concession d'une portion de la terrasse de l'archevêché, a donné, comme je l'ai déja dit, le moyen de former une promenade pour les malades; mais j'ai ajouté qu'elle n'était pas en proportion avec le nombre de ceux qui sont dans le cas d'en jouir. Il résulte d'ailleurs un grave inconvénient de la proximité des deux sexes ; leur communication est fort difficile à empêcher, il faut, pour y parvenir, mettre en œuvre une surveillance très-active et très-dispendieuse.

Il y a de l'autre côté de la rivière , un terrein (1) appartenant à l'Hôtel-Dieu ; il s'étend depuis le pont aux Doubles jusques aux grands dégrés ; il est contigu au quartier qui est affecté aux hommes : il serait bien plus simple d'y former pour eux un jardin semblable à celui qui est de l'autre côté. Celui-ci alors serait en totalité réservé aux femmes, dont il touche les infirmeries.

____

(1) Ce terrein a été donné à l Hôtel-Dieu en 1737, après l'incendie qui y était arrivé. La ville lui fit cette concession sous la prévôté de M. Turgot, vû la nécessité d'augmenter le local de cet hôpital (*Mémoires de l'académie des inscriptions et belles-lettres; éloge de M. Turgot, tome 35 , page 231.*)

Promenoirs couverts.

Suivant tous les principes sur l'art de guérir reçus dans les hôpitaux, et d'après les rapports que j'ai cités, un des plus sûrs moyens d'abréger la convalescence, est de procurer aux malades des promenoirs de deux espèces, les uns en plein air, et les autres couverts pour les jours pluvieux, trop chauds ou trop froids.

Nul hôpital ne réclame plus que l'Hôtel-Dieu l'établissement de ces promenoirs ; il n'y en a pas où il soit plus important de hâter le parfait rétablissement, et de diminuer par-là le nombre des convalescents, qui occasionnent plus de dépenses que les malades.

La nécessité où l'on sera de se servir du pont S. Charles pour la communication du service au quartier des hommes, et de le couvrir pour qu'il puisse être employé à cet usage, donne, ainsi qu'il est marqué dans le plan, un moyen simple de faire, sans augmentation de dépenses, deux promenoirs couverts ; l'un aura son entrée par le côté des hommes, et l'autre par celui des femmes, et procurera ainsi à chacun des deux sexes l'avantage que je réclame.

Cetavantage, je le répéte, fait partie essentielle des procédés curatifs.

L'instant où les malades, profitant de l'intervalle de leur fièvre ou de leurs douleurs périodiques, pourront se traîner dans ces promenoirs, soit par leurs propres forces, soit à l'aide de leurs camarades plus vigoureux, soit enfin avec les secours des gens de service, ou des parens qui viendront les visiter ; cet instant, dis-je, donnera la facilité d'ouvrir toutes les croisées pour renouveller l'air, de fumiger les salles, de faire les lits, de changer les draps, de nétoyer les bassins, de chauffer les poëles.

Ce dernier objet réclame de moi une courte digression ; la rigueur du froid a produit, pendant l'hiver de l'an 11, de funestes inconvéniens. On a senti qu'on ne pouvait se dispenser d'échauffer convenablement les salles, et de substituer un moyen salubre à la méthode pestilentielle d'autrefois, quand il y avait quatre mille malades. Cette méthode consistait à accumuler ces malheureux qui ne ressentaient d'autre chaleur que celle qui pouvait résulter de leurs émanations respectives. Je laisse à penser combien cet air impur avait peu de ressort et d'élasticité, combien il devenait plus irrespirable à mesure qu'il s'échauffait davantage, combien enfin il était capable d'altérer la santé la plus vigoureuse, et devait contribuer à rendre incurables les maux de ceux qui y étaient continuellement exposés.

Je reviens aux promenoirs du pont S. Charles ; ils serviraient encore de parloirs pour les étrangers, qu'on peut, dans quelques circonstances, trouver de l'inconvénient à laisser entrer dans les salles ; enfin laissant, quoique couverts, un libre passage à l'air, ils pourront même servir de ventilateurs aux salles ; ils seront en outre assez grands pour que les convalescens puissent s'y livrer à quelques exercices gymnastiques, et on sait combien ces mouvemens contribuent à hâter la convalescence.

Il est entendu que ces sorties et ces exercices devront toujours être ordonnés, ou au moins permis par le médecin.

Bains des femmes.

L'établissement des bains pour les hommes, dont cet hôpital était dépourvu, ainsi que je l'ai dit à l'article des améliorations, ne laisse aucun doute sur celui très-prochain des bains des femmes. Le besoin en est reconnu, l'emplacement fixé ; il ne reste plus qu'à prononcer sur leur exécution. J'ai donc l'assurance que la confection des premiers que j'ai été autorisé à établir, hâtera la décision pour ceux que je propose de former à la salle du Rosaire.

Il serait à désirer aussi qu'on y joignît des douches.

ascendantes et descendantes , dont l'usage est si salutaire dans un grand nombre de maladies ; des bains de vapeurs , et des étuves pour les maladies cutanées , pour les douleurs rhumatismales , etc.

Les salles basses , au-dessous du grand amphithéatre , à côté du jardin des malades , en offrent la facilité ; on pourrait aussi y fabriquer quelques cuves pour les immersions.

On sait enfin quel prix les anciens attachaient à l'usage des eaux thermales , et on doit chercher à en procurer les avantages aux malheureux dont l'humanité cherche à soulager les maux.

CHANGEMENS DANS LES ESCALIERS ;

Séparation des salles de S. Charles et de S. Antoine.

M. Tenon, dans son rapport, se plaint avec raison, de la difficulté des escaliers, de leur placement, et de leur peu de largeur ; il aurait pu ajouter que rien ne préjudicie plus aux malades, que le passage qui y conduit.

En effet, la partie qui forme à peu près le milieu de la plus longue salle de malades qu'il y ait peut-être au monde, celle de S. Charles (1), sert de passage

______

(1) Je compte qu'elle n'en fait qu'une avec celle de S. Antoine, dont elle n'est séparée que par une grille de fer.

pour tout le service du quartier des hommes. Ce passage est le seul qui conduise à l'unique salle où se font les opérations des personnes des deux sexes, et les instructions anatomiques, ainsi qu'au dépôt général des morts ; enfin il est le plus fréquenté, soit par ceux qui sont employés dans cet immense hôpital, soit par ceux qui le visitent.

Il est aisé de démontrer qu'en coupant cette salle, qui a environ 135 mètres de long, et celle au-dessus qui a la même longueur (1), en deux salles bien distinctes, elles seront encore d'une étendue beaucoup plus que suffisante.

Le principe de tout hôpital bien ordonné, devrait être de le diviser en salles de vingt lits seulement.

C'est donc pour me rapprocher autant que possible de cette division, et pour faire cesser les inconvéniens de ce passage continuel, qui rend ces salles extrêmement froides et bruyantes, que je propose de les couper, ainsi qu'il est marqué sur le plan, par un grand vestibule de la largeur du pont et de toute la hauteur des trois étages. Dans ce vestibule je placerais un large escalier à deux rampes, dont les marches auraient peu d'élévation, et qui communi-

---

(2) Plus de 400 pieds.

E 4

querait, par une douce pente, à toutes les infirmeries supérieures.

Ce vestibule qu'on pourrait aérer quand et comme
on voudrait, servirait en outre de ventilateur à toutes
les salles, et de passage aux deux promenoirs couverts ; il remplacerait les deux escaliers, durs et in-
commodes qui sont en saillie sur la rue de la Bucherie,
dans l'alignement actuel des salles accouplées ; escaliers
qui, dans l'espace qu'ils occupent, contribuent plus
que toute autre chose à intercepter l'air et le soleil,
et où se trouvent les deux seules ouvertures qu'il y
ait dans cette longue partie de l'hôpital, lesquelles
consistent en deux portes mortelles qu'on ouvre et
ferme à chaque instant du jour et de la nuit ; enfin
l'établissement de ce vestibule procurerait aux deux
salles qu'il formerait à chaque étage, la chaleur, le
bon air et la tranquillité convenables.

Salle des opérations.

Avant la révolution qu'opérèrent dans le régime de
l'Hôtel-Dieu, après l'incendie de 1772, le mémoire
de M. Tenon et ceux des sociétés savantes, il n'est
que trop vrai que tout y était dans la plus affreuse
confusion. Le service, les emplois, les sexes mêmes
n'y étaient pas séparés, c'est sans doute par suite

de ce même système d'indifférence qu'on n'a établi postérieurement encore qu'une seule salle d'opérations. Autrefois même on opérait les malades dans leurs lits, et celui qui se trouvait voisin d'un compagnon de douleurs, à qui il fallait faire subir quelque cruelle amputation, devenait le spectateur forcé de cette scène douloureuse.

Depuis quelques années on a établi une salle où les blessés sont transférés pour être opérés, et où l'on fait de ces opérations, un moyen d'instruction (1) pour les élèves qui suivent cet hôpital,

Cette salle est encore placée dans le quartier des hommes, sur cette bruyante rue de la Bucherie ; il en résulte que les femmes qui ont besoin d'être opérées, doivent être transportées ou par le pont Saint Charles, et traverser la salle des hommes, ou, ce qui est pis encore, par la salle du Rosaire ; elles ont à monter, soit en brancards, soit autrement, un escalier extrêmement dur et incommode ; elles rencontrent nécessairement beaucoup d'hommes qui circulent dans tout cet espace, en se rendant, soit au jardin, soit ailleurs. Elles passent devant les lits de beaucoup d'autres qu'y retient leur état : tous ces

____

(1) Avantage que l'on doit à Desault, lorsqu'il était chirurgien major de cet hôpital.

malades deviennent les témoins d'un spectacle affligeant ; leurs oreilles sont frappées , leur cœur est déchiré par les cris qu'arrachent à ces infortunés la crainte ou la souffrance , à l'approche ou à la suite d'une opération douloureuse.

Je pourrais étendre plus loin ces réflexions , et peindre avec de vives couleurs les inconvéniens qui résultent de ce passage fréquent des femmes par les salles des hommes, sous le rapport de la décence et et de la sensibilité ; mais je m'écarterais de mon sujet , et j'en ai dit assez, pour établir de la manière la plus évidente , la nécessité d'une réforme.

Il est donc indispensable d'établir une salle d'opérations pour chaque sexe , ou une seule tellement disposée , qu'elle puisse servir alternativement à chacun d'eux, sans que les femmes soient obligées de passer par les salles des hommes ; et respectivement. J'en trouve le moyen aussi simple qu'économique dans l'emploi de la salle de S. Louis , qui était destinée aux foux , et qui se trouve vacante par leur évacuation ; elle est au-dessus de celle du Rosaire , bâtie sur le pont aux Doubles , dont une extrémité touche à une des salles des femmes , et l'autre à celle des hommes ; ces salles situées au premier étage auquel la salle de S. Louis vient aboutir , sont précisément celles qui sont destinées aux blessés de chacun des deux sexes. On pourrait d'ailleurs faire de cette destination expresse un objet invariable de réglement, et il est facile de concevoir combien cette proximité deviendrait précieuse en facilitant le transport des malades à la salle d'opérations, et leur épargnant la fatigue, souvent funeste, d'avoir à monter et à descendre deux escaliers.

Une porte de communication serait ouverte à chacune des extrêmités, et une pièce aussi de chaque côté précédant le lieu des opérations, l'isolerait et empêcherait qu'on n'y fût troublé par le bruit de l'extérieur, ou qu'on n'en occasionnât dans les salles avoisinantes.

L'exécution de cette disposition n'en exige point d'autres que la démolition de quelques fourneaux et cheminées, et le replacement des bancs de l'amphithéatre qui forme actuellement la salle d'opérations, et qui, dans mon projet d'assainissement de salles accouplées sur la rue de la Bucherie, doit être abattu comme le reste.

Classement des malades.

Le conseil des hospices, dans la sollicitude bienfaisante qui l'anime sans cesse pour le soulagement de la classe indigente de la société, a, depuis quel-

ques années, multiplié les moyens de dégager l'Hôtel-
Dieu d'une infinité de maladies contagieuses, qu'on
était dans l'usage d'y traiter. En effet, il y a aujour-
d'hui des établissemens pour la vieillesse, pour les
femmes en couche, pour la vaccine, pour les incurables, pour les enfans malades, les scorbutiques et
les scrophuleux. D'ailleurs, un nouvel ordre établi
par le bureau central de réception, ayant tout-à-fait
changé l'état primitif de l'institution de l'Hôtel-
Dieu (1), qui, très-bon dans l'origine où cette
maison de secours était la seule de Paris, et où la
population de cette ville était peu considérable, était
devenu de plus en plus vicieux, il devient doréna-
vant facile de classer les différentes maladies, de manière qu'il ne résulte de leur réunion aucune complication qui nuise à l'efficacité des cures, empêche,
ou au moins retarde les guérisons, et, par conséquent,
accroisse la somme des maux des individus, et les
dépenses de l'état.

D'après tous ces changemens, si avantageux en
général pour le régime des hôpitaux, et en particulier

____

(1) On recevait dans cet hôpital à toute heure, sans acception d'âge, de
sexe, ni de pays, non-seulement les foux, les fièvreux, les blessés, mais
encore les pauvres qui n'ayant d'autre titre que l'indigence et le défaut d'a-
syle, venaient, pendant l'hiver surtout, y chercher un abri et des moyens
de subsistances.

pour l'Hôtel-Dieu ; d'après le plan, en très-grande partie exécuté, et dont je propose l'entier achévement, de la formation des quatre grands hôpitaux qui peuvent et doivent suffire pour cette grande ville, où il est reconnu que le mouvement journalier des malades n'est plus que d'environ 20,000, année commune, surtout depuis l'an 8, où les améliorations sont devenues plus sensibles et plus efficaces, il me semble que l'Hôtel-Dieu peut être réduit à douze cent lits de malades, destinés chacun à un seul individu, et placés dans des infirmeries convenablement aërés. (Je les distribue ainsi qu'il suit.)

Quartier des hommes.

A rez-de-chaussée ; et par conséquent à portée de la promenade en plein air, et du promenoir couvert, seront placés les convalescens dans les salles de Saint Charles et de Saint Antoine (1), ci..... 160

Au premier étage, qui a la même superficie, deux salles de blessés........... 160

2.ᶜ étage, deux également de fièvreux... 160

3.ᶜ, deux pour les maladies chroniques... 160

TOTAL............. 640

____

(1) Ces salles forment le quart du logement qu'offre ce corps de bâtiment ; et suffiront, en conséquence, aux convalescents, qui font à peu près dans la proportion d'un quart sur le nombre total des malades.

Toutes ces salles, au moyen de la suppression de celles qui sont accouplées, recevront directement l'air du midi, par la rue de la Bucherie, et celui du nord par la rivière ; elles en recevront encore, et par le pignon du côté de la rivière, et par le pont, et par le large vestibule qui servira de ventilateur.

Elles seront en outre à portée des nouveaux bains qui s'exécutent dans ce moment, et communiqueront à la promenade par la salle du Rosaire, que je divise, sur la longueur, en deux parties, au moyen d'une cloison formant, de l'une, le passage pour se rendre du quartier des hommes à cette promenade (1), et de l'autre, une grande salle de bains pour tout le quartier des femmes qui y est contigu.

Les étages supérieurs serviront de dortoirs aux infirmiers, qui se trouveront à portée des salles confiées à leur surveillance.

Quartier des femmes.

Pour rendre à cette partie de l'Hôtel-Dieu la salubrité nécessaire, il suffira de la dégager d'une quantité de vieilles masures qui tombent en ruine, et qui, par la suppression de la boulangerie et de

---

(1) Cette disposition très-peu dispendieuse, n'aura lieu que jusqu'à l'établissement de la promenade que je réclame pour le quartier des hommes, sur la rive gauche de la Seine.

ses magasins, par la diminution du travail et de la manutention de l'apothicairerie, qu'a produit l'établissement de la pharmacie centrale, et par la réduction des employés, et, par conséquent, des logemens à donner, sont devenus entiérement inutiles.

Je distribue les lits des femmes, dont le nombre doit toujours être un peu supérieur à celui des lits d'hommes, ainsi qu'il suit.

Les convalescentes également à rez-de-chausée.

Salle de Sainte Marthe.................... 110

Salle de Saint Côme...................... 110

Les blessées au premier étage.

Salle de Sainte Jeanne.................. 120

Au-dessus de Saint Côme............... 110

Aux 2.ᵉ et 3.ᵉ étages, les fièvreuses, les poitrinaires, et celles affectées de maladies chroniques, ensemble...................... 220

TOTAL.................... 670

RÉCAPITULATION.

Les seize salles qui suffiraient pour l'Hôtel-Dieu, contiendraient donc,

Lits d'hommes................... 640

Lits de femmes.................. 670

TOTAL..................... 1310

Accessoires.

Il me reste à parler des accessoires de ce grand établissement.

Je les dispose de la manière la plus simple, conservant la majeure partie de ce qui existe, et plaçant les parties qui doivent être changées, à proximité des lieux pour l'usage desquels elles sont établies.

Cuisine.

La cuisine, avec tous ses accessoires, reste placée où elle est maintenant, avec le nouveau passage que je viens d'exécuter, pour communiquer à couvert à tous les emplois et à toutes les infirmeries.

Réfectoires.

Ils se trouveront tous à portée de la cuisine, dans les salles servant autrefois à la boulangerie, et où il ne faut que placer les bancs et les tables qui existent déja.

Pharmacie.

Le laboratoire de la pharmacie, la tisanerie, et toute la partie de cet emploi, où il se fait une grande

consommation

consommation d'eau , sera établie à rez-de-chaussée ; à côté de la cuisine. On préviendra par-là l'inconvénient de cette inondation continuelle des planchers et des voûtes, qui a déja commencé à les pourrir et acheverait immanquablement de le faire, et l'on évitera les dépenses qu'entraînent les réparations auxquelles cela oblige tous les ans.

Lingerie.

La lingerie sera établie au-dessus du vestibule ; dans l'ancienne salle qui est sur le carré Saint Denis ; elle se trouvera ainsi au centre de toute la maison ; les accès en seront faciles, et on y arrivera par un escalier commode.

Logement des Employés principaux.

Les logemens seront tous à l'entrée de l'hôpital ; dans le corps de bâtiment qui se présente le premier en entrant, et dont la construction s'exécute ; ce corps de bâtiment contiendra le logement du chirurgien en chef ou de son représentant, celui du médecin ; de l'économe, et des principaux employés, après ceux que je viens de désigner. On y trouvera également une salle d'assemblée pour les médecins , le bureau de l'économe et celui de l'inspecteur des salles, le corps-de-garde des invalides, la loge du portier, et enfin le bureau de réception des malades dont j'ai parlé plus haut.

Ces dispositions simples , et , je ne saurais trop le répéter, peu dispendieuses, seront entièrement suffisantes pour rendre à l'Hôtel-Dieu de Paris les avantages qui lui manquent encore. Vingt-cinq années d'expérience et d'observations me donnent le droit de l'affirmer, et l'opinion des administrateurs qui ont fait une étude des besoins de cet hôpital , viendra à l'appui de mon assertion.

Cet établissement, qui depuis si long-tems paroissait condamné à une destruction à laquelle j'ai entrepris de l'arracher, est puissamment recommandée par d'importantes considérations. Sa situation au centre de Paris, son *enchevalement* sur un bras de rivière, la facilité avec laquelle il reçoit, de la pompe Notre-Dame, toute l'eau nécessaire à son service, en font déja un des plus intéressans hôpitaux de l'Europe. Quand il aura acquis les nouveaux avantages que je reclame, il sera, sans contredit, un des plus beaux monumens en ce genre, et augmentera le nombre

de ceux qui parmi nous fixent l'attention des étrangers et appellent sur notre gouvernement l'estime et
l'admiration.

Passons actuellement aux autres grands hôpitaux
de malades, sur lesquels j'ai également promis des
détails, et dont le perfectionnement completera le
grand œuvre que je propose à la bienfaisance du
gouvernement.

F 2

EXPLICATION

Du plan de l'hôpital Saint Louis.

A. Entrée de l'hôpital.
B. Avant cour.
C. Cour autour de laquelle sont des salles de malades, et qui étant plantée d'arbres, sert de promenade aux femmes.
D. Promenade des hommes.
E. Cour de la cuisine et de la pharmacie où se trouvent les escaliers conduisant au passage couvert qui communique à toutes les infirmeries.
F. Chapelle.
G. Pharmacie.
H. Cuisine.
I. Lingerie.
L. Lavoir.
M M. Logement des employés.
N. Pavillon des enfans.
O. Logement des infirmières.
P P. Logement des officiers de santé.
Q. Jardin botanique.
R. Jardin des infirmières.
S. Infirmeries de réserve.
T. Séchoirs découverts.
U. Réservoir général.
V V V V. Jardins potagers.
X. Pompe à cheval.

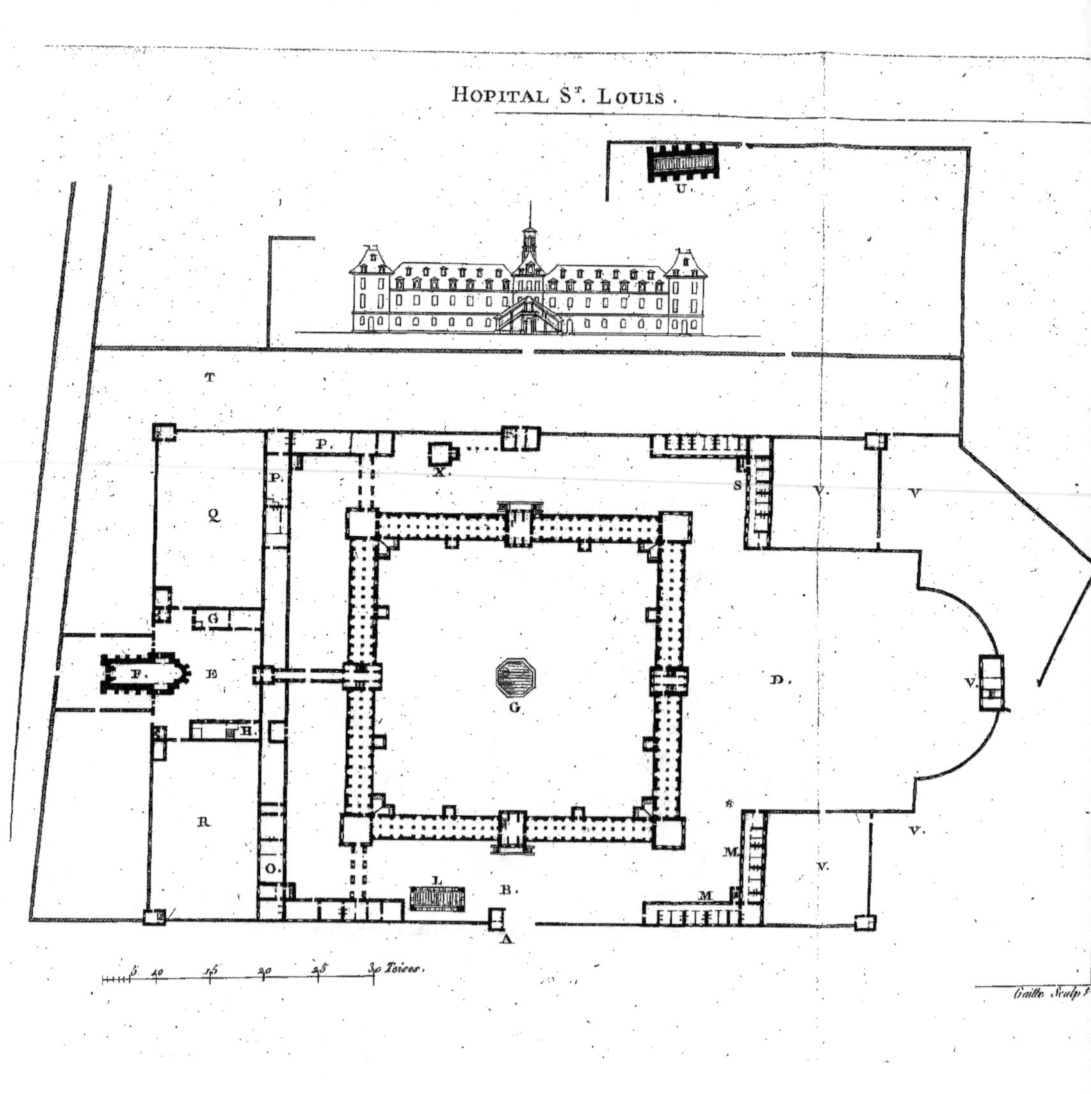

HOPITAL St. LOUIS.
U
T
P
P
X
Q
S
V
V
G
F
10
D
V
G
H
R
O
s
M
V
L
B
M
V
A
5 10 15 20 25 30 Toises.
Gaitte Sculp.

HOPITAL SAINT LOUIS.

Le premier sur lequel j'appellerai l'attention du gouvernement après l'Hôtel-Dieu, est l'hôpital Saint Louis, faubourg du Temple ; il reclame, sans contredit, la seconde place dans ce mémoire : la disposition de son plan en fait un des plus beaux monumens qui existent en ce genre, non-seulement en France, mais dans toute l'Europe. C'est encore à la munificence paternelle de Henri IV (1) que la nation est redevable de cet établissement. Il fut destiné, comme il l'est encore dans ce moment, à recevoir les individus attaqués de maladies contagieuses, et c'est pour cette raison qu'il fût placé hors Paris.

J'ai dit que cet hôpital était un des plus beaux de l'Europe ; sa double enceinte, ses doubles cours qui

---

(1) Henri IV ayant, en 1607, accepté le plan qui lui en fût présenté par l'architecte Claude Vellefaux de Chatillon, celui-ci fut chargé de la conduite des travaux. Alors le bureau de l'Hôtel-Dieu, par une délibération du 20 juin, fit un bail au rabais pour la construction de cet hôpital, sur le devis qui lui avait été remis. On commença par la chapelle, et la première pierre en fut posée le 13 juillet de la même année. On fut quatre ans et demi à le construire, et la dépense qu'il occasionna depuis 1607 jusqu'en 1612 fut de 795,000 livres monnoie d'alors. Il fut ouvert en 1619, année pendant laquelle Paris fut affligé d'une maladie contagieuse.

F 3.

le séparent de la ville, ses galeries qui isolent les logemens des employés, facilitent le transport des alimens et l'administration de toute espèce de secours. Ses jardins plantés d'arbres, qui présentent aux convalescents des promenoirs ombragés à portée de leurs infirmeries, tout prouve la sagesse prévoyante de l'auteur d'un si bel établissement, tout mérite à sa mémoire le respect et la reconnaissance ; si quelques défauts se rencontrent dans ce superbe ensemble, ils ont été introduits par des changemens postérieurs. J'espère le prouver en indiquant les moyens qui les feront disparaître, et qui rendront cet hôpital parfait sur tous les points.

Depuis quelques années, le gouvernement toujours animé de la même sollicitude pour les asiles de la bienfaisance, s'est pénétré des avantages que présente cet hôpital, et a accordé tout ce que l'administration, la plus à portée d'en sentir les besoins, lui a demandé pour son amélioration.

Je ne suivrai plus pour cet hôpital le rapport de M. Tenon ; ce rapport n'indique pour lui aucune des améliorations qui ont été exécutées. Elles sont cependant d'une importance majeure, et viennent à l'appui de cette vérité si honorable pour le gouvernement, qu'il n'est point de détails qui n'attire ses regards, que depuis l'époque mémorable du 18 brumaire, le bien s'est opéré avec la plus étonnante rapidité , et qu'il n'y a pas une partie de l'immense administration de la France qui n'ait ressenti l'influence de cette heureuse révolution.

Je vais offrir à la reconnaissance publique une liste des améliorations opérées à l'hôpital Saint Louis depuis le mois de nivose an 8.

1.° Cet hôpital ne jouissait pas d'une quantité d'eau suffisante pour ses immenses besoins.

2.° Il paraît que lors de sa fondation , on ne s'était pas encore fait une idée des substances curatives qui sont renfermées dans l'air , et de son influence dans les maladies ; l'art de guérir , fondé uniquement sur une expérience routinière et sur des hypothèses conjecturales , ne s'était pas encore enrichi de ce puissant moyen de rendre la santé et la vie. La manière dont on disposait généralement dans les hôpitaux , même les mieux ordonnés , les ouvertures destinées à donner passage à cet air si bienfaisant , prouve évidemment le peu de soin qu'on apportait à cet objet.

Dans le bel hôpital Saint Louis , qui, par sa situation , peut jouir de tous les bienfaits d'un air parfaitement pur , les croisées étaient placées à neuf pieds au-dessus du carreau des salles, il en résultait que les émanations mal saines qui s'exhalaient des lits des malades, élevés seulement de deux pieds, émanations plus épaisses encore dans les maladies contagieuses que dans toute autre, séjournaient autour de ces lits de douleurs; maintenaient habituellement le malade dans une atmosphère morbifique, et s'opposaient aux succès des soins qui lui étaient donnés. Cet inconvénient se faisait principalement sentir pour les ulcérés et les scorbutiques.

Si on en excepte quelques mauvaises baignoires en bois, il n'y avait pas de bains dans cet hôpital, qui sous tous les rapports en avaient un si grand besoin.

Améliorations faites.

Le gouvernement désirant que les fonds décadaires qu'il avait destinés pendant l'hiver de l'an 8 à procurer du travail à des familles qui s'en trouvaient privées, fussent employés de manière à tourner au profit de l'utilité publique, consentit à ce que l'attelier que la ville avait dans le faubourg du Temple fut occupé exclusivement pour l'avantage de l'hôpital Saint Louis; et en conséquence de cette disposition, on fit arriver toutes les eaux de Belle-Ville dans son vaste réservoir, capable d'en contenir 600 hectolitres.

Toutes les eaux de Belle Ville alimentent le réservoir, qui avant était presque toujours à sec.

Il est résulté des travaux qui ont été exécutés, que toutes les eaux qu'on laissait perdre dans les

marais voisins, jointes à celles qui arrivaient anté-
rieurement à cet hôpital, quand elles n'étaient pas
interceptées par les propriétaires des terreins sur
lesquels elles passaient, sont à présent dirigées de
manière à entretenir dans ce réservoir une abondance telle, que l'administration a imaginé profiter
de son trop plein, pour établir une cressonnière.
Elle est formée par des tonneaux sur lesquels l'eau
passant alternativement entretient dans une végétation
continuelle le cresson qui ne demande que de l'eau
et très-peu de terre. Cette heureuse invention fournit
une quantité suffisante de ce végétal pour la confection
des bouillons dépuratifs qu'on emploie avec tant de fruit
dans les maladies scorbutiques traitées dans cet hôpital.

Qu'on examine combien il s'est réuni d'avantages
dans une seule mesure sagement combinée.

Un des plus grands hôpitaux de Paris a été pourvu
abondamment de l'eau qui lui manquait.

Par l'emploi et le placement sur la route, de très-
larges tuyaux de fonte provenant de Marli, on a
diminué les frais d'entretien de tuyaux et de regards.

Enfin, on a soulagé des indigens en les employant
à une opération, du bienfait de laquelle ils doivent
jouir les premiers. On a su réunir en leur faveur le
fruit présent et futur de leur travail.

La nécessité de remplacer par de nouvelles croisées,

toutes les anciennes qui subsistaient depuis l'établissement de la maison, c'est-à-dire, depuis environ deux cents ans, contribua à opérer cette réparation, de manière à ce que les croisées descendissent jusqu'au carreau et touchassent à la voûte supérieure ; afin qu'elles offrissent des ouvertures au moyen desquelles l'air extérieur put s'introduire dans toute la capacité des salles, et balayer jusqu'à la plus légère partie de l'air méphytique et contagieux. —

L'administration avait déja senti le besoin de cette importante amélioration ; le préfet du département de la Seine s'en était pénétré la première fois qu'il visita cet établissement, et d'après ce vœu général, le ministre de l'intérieur, M. Chaptal, n'hésita pas à prononcer. Il fit les fonds nécessaires pour cette utile disposition, et elle fut de suite exécutée.

On répara en même tems les plafonds et les couvertures des salles qui existaient aussi depuis la fondation de l'hôpital.

3.° Un tribut de reconnaissance est également dû au gouvernement, pour les bains qui viennent d'être tout récemment terminés. Il a fallu vaincre bien des difficultés, pour les disposer de manière à ce que les malades des deux sexes pussent y descendre sans s'y rencontrer, qu'ils y arrivassent avec facilité, soit sur des brancards, soit à l'aide de béquilles ou autrement ; enfin qu'ils y trouvassent toutes les commodités désirables. Deux salles très-belles sont préparées pour recevoir vingt-quatre baignoires et quatorze sont déja en activité.

Des douches placées à l'extrémité de ces salles donnent les moyens d'employer ce genre de traitement si utile.

Deux fourneaux solides et construits d'après les principes les plus propres à économiser le bois, donnent encore la possibilité de former des étuves dans les salles où ils se trouvent, si on veut faire usage de ce moyen curatif, efficace dans une infinité de maladies, et sur-tout dans celles de la peau.

Des plantations considérables de toute espèce offrent aux malades, de cet hôpital, des promenades aussi agréables que saines. *Plantations de tout genre.*

On a formé un jardin botanique, où la maison puise des secours utiles, et les officiers de santé une instruction précieuse.

On a établi en outre un bureau de réception qui n'avait pas existé jusqu'alors ; *Bureau de réception.*

Un magasin pour les vêtemens ;

Un four épuratoire à côté, pour sanifier les habits qu'on y reçoit ;

Enfin d'un corps-de-garde de douze hommes pour la sûreté de la maison.

Améliorations qui restent à faire à cet hôpital.

Pour qu'il ne reste plus rien à désirer dans ce superbe établissement , et qu'il jouisse constamment
d'une parfaite salubrité ; il est indispensablement nécessaire de rétablir d'anciennes dispositions que des
traces encore subsistantes nous annoncent avoir existé
lors de la fondation , et qui n'entraîneront que de
très-faibles dépenses.

1.° Il faut séparer les quatre salles , dont la réunion
offre les plus graves inconvéniens pour la complication
des maladies de divers genres , résultat immanquable
de leur communication.

2.° Il faut rétablir la pièce intermédiaire de chacune de ces quatre infirmeries , pièce qui formera
vestibule et ventilateur , et séparera ces infirmeries
en huit salles , où les deux sexes pourront être convenablement répartis , et les maladies sagement classées.

3.° Et enfin , si on ajoute à ces améliorations et à
celles qui ont été exécutées depuis trois ans , la suppression des puisards , les moyens de faire circuler autour
des salles , et évacuer ensuite au-dehors le trop plein
de l'eau qu'on a procurée si libéralement à cet hôpital ,
et la construction d'un acqueduc qui conduise à l'é-
gout Turgot , très-peu distant , les immondices provenant des latrines , ce qui évitera les vuidanges , et

détruira, en conséquence, une cause sans cesse renaissante de mauvais air, on aura dans l'hôpital S. Louis, le modèle le plus complet qui existe en Europe, des établissemens de ce genre.

Cet hôpital, comme je l'ai déja dit, doit, dans tous les tems, offrir une succursale à l'Hôtel-Dieu. Sa position dans un quartier habité par une nombreuse population, son isolement, quoique dans Paris, la facilité de ses communications avec tous les points de cette grande cité, enfin la capacité de ses infirmeries, où peuvent être facilement placés *huit cent lits*, en font, sans contredit, ainsi que je l'ai annoncé en commençant cet article, le second des quatre grands hôpitaux reconnus nécessaires pour la ville de Paris.

La nécessité de ces nouvelles dispositions, qui ne sont rien en comparaison de celles qu'on a exécutées pour cette maison depuis un petit nombre d'années, se démontre assez d'elle-même, pour qu'il m'ait suffi de les indiquer.

J'en ai dit assez pour prouver évidemment que l'hôpital S. Louis n'a, pour parvenir à la perfection, qu'un pas facile à faire, et notre gouvernement qui en a fait tant et de si étonnans vers un but que nous croyions si éloigné, n'hésitera pas sans doute à franchir ce léger intervalle.

EXPLICATION

Du plan de l'hôpital de la Charité, lorsqu'il sera terminé.
Les parties lavées en noir non foncé sont à faire.

A. Entrée de l'hôpital par la rue des Saints Pères.

B. Cour principale.

C. Bureau de réception future avec grand vestibule et escalier conduisant aux salles des femmes.

D D D D. Infirmeries des hommes à rez-de-chaussée ; au-dessus sont celles des femmes.

E E. Infirmeries à faire.

F. Cour des charrois.

G. Cour de la cuisine, de la lingerie, boucherie, etc.

H. Pharmacie.

I. Latrines.

K. Réservoir et pompe à cheval.

L. Buanderie.

M. Jardin des hommes malades.

N. Jardin des femmes malades.

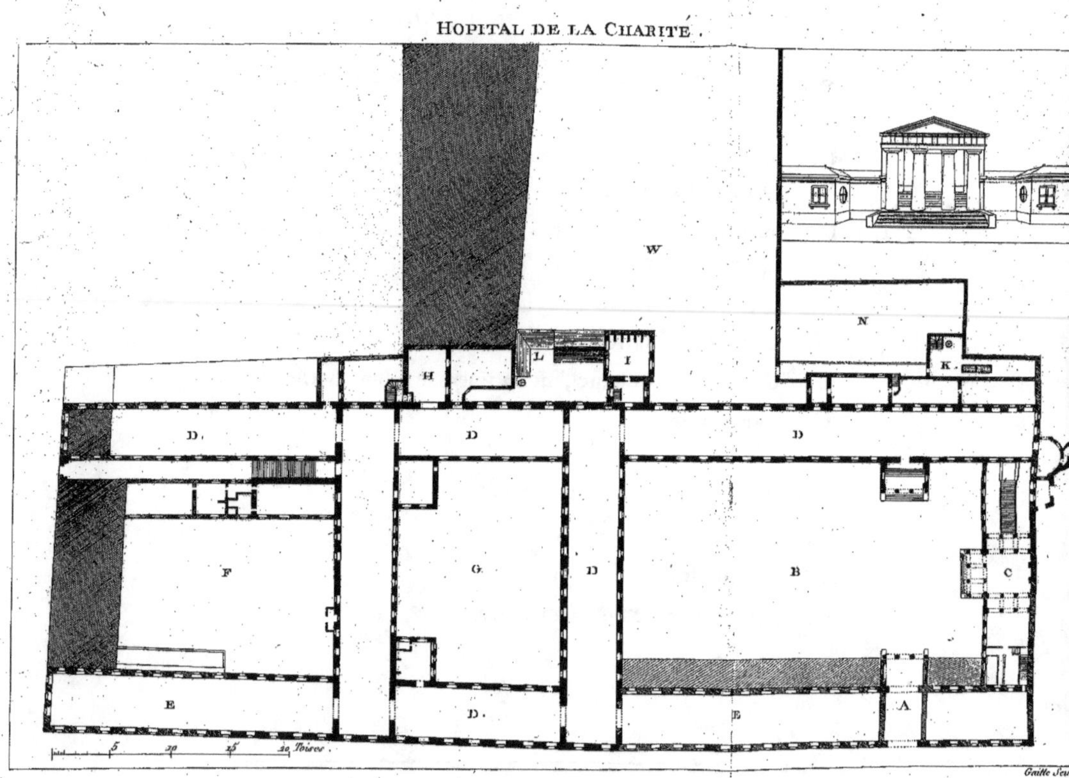
W
N
L
H
I
K
D
D
D
F
G
D
B
C
E
D
E
A
5 10 15 20 Toises.
Gaitte Sculp

HOPITAL DE LA CHARITÉ;

rue des Saints Pères, faubourg Saint Germain.

L'HOPITAL DE LA CHARITÉ sera le troisième dont je parlerai dans ce mémoire. De tout tems on l'a cité comme modèle pour son régime intérieur, pour l'extrême propreté de ses infirmeries, et la distance entre les lits ; enfin pour la quantité d'air que la capacité de ses salles, percées d'ailleurs de toute part, permet à chaque malade de respirer.

Sa formation est due à Marie de Médicis, femme de Henri IV, qui fit venir à Paris un ordre de religieux de la congrégation de S. Jean de Dieu, et obtint pour eux, en 1602, les lettres patentes nécessaires, afin qu'il fût formé, sous leur surveillance, un petit hôpital dans le faubourg S. Germain. Cette disposition fut confirmée par Louis XIII en 1611, et par Louis XIV en 1643.

Cet établissement qui, dans son principe, n'occupait qu'un très-petit emplacement et se bornait à quelques lits, s'augmenta en peu de tems par les soins de sa fondatrice, qui ne cessa de le protéger,

et qui permit, en 1606, aux religieux qui l'adminis-
traient, d'échanger leur couvent, situé alors rue de
Petite Seine , présentement des Petits Augustins,
tenant d'une part, aux Prés aux Clercs, et de l'autre ,
au quai Malaquais, contre la maison qu'occupe maintenant cet hôpital, et qui formait, dans le tems , l'hôtel
Saussac , appartenant à madame la duchesse de Va-
lentinois. Depuis , il s'est successivement accru jusqu'à
son état actuel , tant par la donation que lui fit la fabrique de S. Sulpice d'un cimetière rue Taranne , où
furent bâtis l'église du couvent (1) , et le beau bâti-
timent contigu à la fontaine , que par plusieurs clos
de vignes et de jardins , dont les religieux qui la diri-
geaient , firent l'acquisition , ou reçurent la donation
par la suite.

Cette maison ayant plus d'extension , fut plus dans
le cas de recevoir les fondations et les legs que firent
pour des placemens de lits de malades , des particuliers charitables. Cent-onze fondations de ce genre
ont été faites depuis 1636 jusqu'en 1786 , et le surplus
des lits d'hommes qui , en 1791 , étaient au nombre
de 233 , fut établi sur les économies et les ressources

---

(1) C'est de cette église qu'on a formé l'École de Médecine clinique
dont je parlerai séparément.

que

que trouvaient les respectables religieux de la Charité dans les aumônes du public.

L'heureuse influence de notre gouvernement actuel n'a pas manqué de se faire sentir dans cet hôpital, comme dans ceux dont j'ai précédemment parlé; des améliorations précieuses, des accroissemens notoires en ont été l'effet, et il ne reste plus que très-peu de chose à faire pour le porter à son plus haut point de perfection.

Ces améliorations en général n'étaient pas d'une nécessité urgente et indispensable; elles tiennent moins aux besoins particuliers de cet hôpital, qu'à l'ensemble du plan adopté par le gouvernement; de diminuer le nombre des lits de l'Hôtel-Dieu trop considérable pour son espace, et d'augmenter en proportion ceux des hôpitaux secondaires.

Améliorations opérées.

C'est pour atteindre ce but, et en même tems répartir les secours de la manière la plus égale et la plus avantageuse aux indigens, que je reçus l'ordre de présenter des moyens pour qu'il pût être placé à cet hôpital autant de femmes que d'hommes.

On profita, pour commencer l'exécution de ce plan d'extension, des locaux qu'occupaient au premier étage , au-dessus des infirmeries ; les religieux qui desservaient cet hôpital avant la suppression de l'état monastique. On trouva dans les cellules qu'ils habitaient , les ressources qui étaient nécessaires , et on forma de ces cellules deux grandes salles d'une capacité suffisante pour recevoir plus de soixante lits de femmes, et bien percées, sur les côtés, par des croisées assez rapprochées pour ouvrir à l'air une libre circulation.

Augmentation de deux salles.

Ces salles , tant pour le niveau du plancher bas , que pour la manière dont elles pourraient être continuées , furent disposées de manière à pouvoir former un ensemble régulier, lors de la confection du plan général que le gouvernement a adopté pour l'agrandissement de cet hôpital , et l'établissement définitif de l'Ecole de médecine clinique interne, sur le terrein de la ci-devant église.

Ce dernier établissement fera l'objet d'un article particulier.

Ce plan général a pour but de mettre l'hôpital de la Charité à même de recevoir 500 lits , dont moitié de chaque sexe ; sa situation , sa salubrité, et la bonté de son régime intérieur, réclamaient pour lui l'adoption d'un pareil plan ; son exécution a été entamée par les deux salles dont je viens de parler , et par le commencement d'une autre grande salle également destinée aux femmes, laquelle rejoindra les dernières salles déja faites et occupées.

Ce commencement de grande salle, offre même dès-à-présent un avantage précieux, en donnant la possibilité de placer une vingtaine de lits ; il n'y manque qu'une douzaine de croisées et quelques portes, pour qu'elle présente de suite cet important secours.

Son achèvement qui coûterait au plus 70,000 fr. ; donnerait les moyens de placer dans le surplus de cette salle, qui contient trente-trois travées, environ 160 lits.

Il résulterait de cette disposition un soulagement pour l'Hôtel-Dieu, où les femmes sont toujours en plus grande quantité que les hommes.

Je dois ajouter à ces augmentations un établissement bien intéressant sous tous les rapports, celui d'une salle d'opération, garnie d'un amphithéâtre pour les élèves.

Jusques-là on avait toujours opéré les malades dans leurs lits mêmes ; j'ai dit à l'article Hôtel-Dieu, combien le voisinage de la salle d'opérations et le spectacle affligeant des malheureux qu'on y conduisait, étaient pénibles pour les malades dont il fatiguait l'imagina-

Commence-
ment d'une
grande salle
de femmes.

G 2

tion. Combien n'étaient pas plus graves les inconvéniens résultant, à la Charité, du spectacle de l'opération même ? je renvoye donc le lecteur aux motifs que j'ai donnés pour changer cette disposition vicieuse. Il sentira sans doute jusqu'à quel point ces mêmes motifs devenaient plus pressans dans la circonstance que je mets ici sous les yeux. Ces opérations faites dans les salles, avaient encore un autre inconvénient majeur. Les réflexions du professeur pour l'enseignement des élèves qui le suivaient, l'avide curiosité de ceux-ci, qui se pressaient les uns sur les autres pour ne perdre aucuns des détails de la démonstration, devenaient pour les malades qui étaient dans les lits voisins, une nouvelle source d'inquiétude et d'embarras. Ce moyen d'instruction n'avait pas, d'ailleurs pour les élèves, toute l'utilité qu'il pouvait avoir. Pénétrée de ces considérations, l'administration me donna l'ordre de choisir un local propre à former un amphithéatre capable de contenir deux cens élèves, et disposé de telle manière, qu'à l'aide d'un lit fait exprès, ou pût y transporter les blessés de plein pied ; que les élèves y arrivassent par un escalier séparé ; enfin que ni le bruit de ceux-ci, ni les cris des opérés ne pussent en aucune manière troubler le repos des autres salles.

Cet amphithéatre est exécuté, et remplit tous les

jours de la manière la plus satisfaisante le but qu'on s'est proposé en le construisant.

Enfin une opération difficile et dispendieuse, mais essentielle pour la salubrité, a également reçu son exécution; cette opération, d'un avantage très-précieux pour la nouvelle salle commencée, est la construction de l'aqueduc qui sert à l'évacuation des latrines. Il est placé à l'extrémité de la grande salle, et fait avec autant de soin que de solidité. Il sera d'un grand secours pour la propreté, et servira également à l'écoulement des eaux des combles et des bains, qui le balayeront sans cesse, et aideront au courant de l'ancien aqueduc qui va se décharger dans l'égout S. Benoît.

Améliorations qui restent à faire.

Les améliorations qui restent à faire à l'hôpital de la Charité, consistent, comme je l'ai dit plus haut, dans des dispositions extrêmement simples; il s'agit seulement :

1.º De rebaisser, comme je l'ai fait à l'hôpital S. Louis, toutes les croisées des infirmeries, qui, suivant l'ancien système, sont élevées de huit à neuf pieds au-dessus du carreau des salles.

2.º De continuer les salles des femmes, d'après

les moyens prompts , faciles et peu couteux que j'ai indiqués plus haut.

3.º Enfin de former un établissement de salles de bains pour chaque sexe , en y adaptant la ressource des douches, si essentielles dans beaucoup de maladies.

Ces dispositions simples, completteront le perfectionnement de cet hôpital, qui, depuis son existence, a toujours eu la réputation d'une entière salubrité.

Par leur exécution on aura atteint le but qu'on se proposait depuis longtems , de mettre l'hôpital de la Charité en état de recevoir autant de lits de femmes que d'hommes , et d'en réunir au total cinq cent , au lieu de deux cent trente-trois qu'il a contenu jusqu'à présent.

En outre , sans la dépense d'un excédent d'état major ni d'employés , on se sera procuré un des quatre grands hôpitaux réclamés pour Paris, et cela dans la situation la plus favorable , tant pour la salubrité de l'air , que pour la proximité du quartier le plus populeux d'un des faubourgs de cette grande ville.

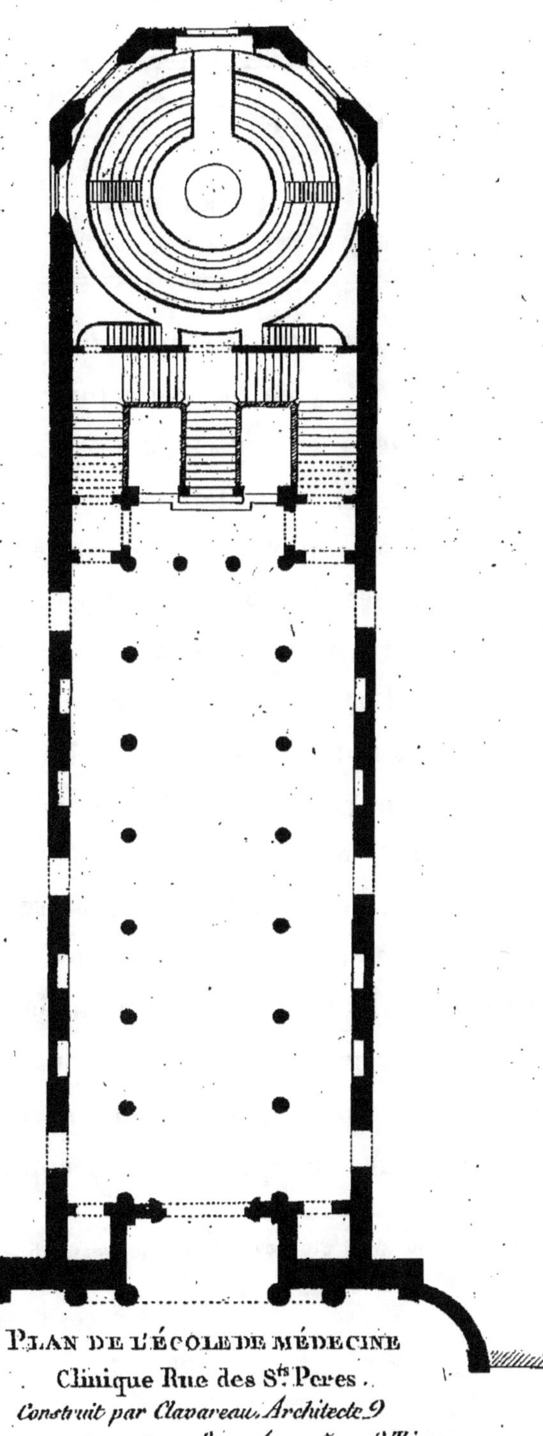

Plan de l'École de Médecine
Clinique Rue des Sts Peres.
Construit par Clavareau, Architecte 9
1   2   3   4   5   6 Toises.
Gaitte Sculp.

ÉCOLE DE MÉDECINE CLINIQUE

INTERNE.

J'AI promis de traiter dans un article séparé, de l'établissement de l'École de médecine clinique interne, qui a été formée du local qu'occupait autrefois l'église de la Charité (1) ; cet établissement respectable est d'une utilité trop importante, pour que je ne me livre pas avec quelques détails, aux éloges qui lui sont dus.

Est-il un art plus digne de notre attention que celui qui tend à diminuer la somme de nos maux, et à prolonger notre existence ? et les institutions qui ont pour but et pour effet d'agrandir son domaine, et de multiplier ses moyens, ne se recommandent-elles pas assez d'elles-mêmes à notre reconnaissance ?

La médecine se borna longtems à des consultations que ceux qui la pratiquaient donnaient dans leurs demeures, ou couraient débiter de foire en foire. Esculape, le premier, inventa la méthode de visiter les malades pour leur apporter les secours nécessaires ;

---

(1) Cette église avait été dévastée et ne ressemblait alors qu'à une grange.

G 4

cette méthode, qu'on appelle Médecine clinique, du mot grec Κλινη (lit) valut à son auteur des succès presque miraculeux, qui lui acquirent une place dans le Panthéon des anciens (1). Pline attribue à Hyppocrate l'invention de la médecine clinique, mais il est peu vraisemblable qu'on ait tardé si longtems à visiter les malades au lit (2). Ce qui distingua cet homme si justement célèbre, c'est qu'il a été le premier qui ait clairement enseigné la médecine. Ce qui surtout a pu motiver l'assertion de Pline, c'est qu'Hyppocrate recommanda, pour l'étude de cette science divine, la méthode qui était en usage pour sa pratique.

Quel moyen, en effet, peut conduire plus sûrement à une instruction profonde, qu'une suite d'observations faites sous un maître habile, au chevet même du lit des malades ? Le docteur Corvisart fut le premier qui donna, en France, des leçons de médecine clinique interne, et ce fut à la Charité, en 1787, qu'il commença cette instruction qu'il n'a pas cessée depuis (3).

_____

(1) Voyez Encyclopédie, article Clinique.

(2) Ibid.

(3) Pour donner une idée exacte de ce mode d'instruction, et en même tems jetter quelque variété dans ce mémoire, je vais placer ici quelques vers que je présentai à M. François de Neuf-Chateau, alors

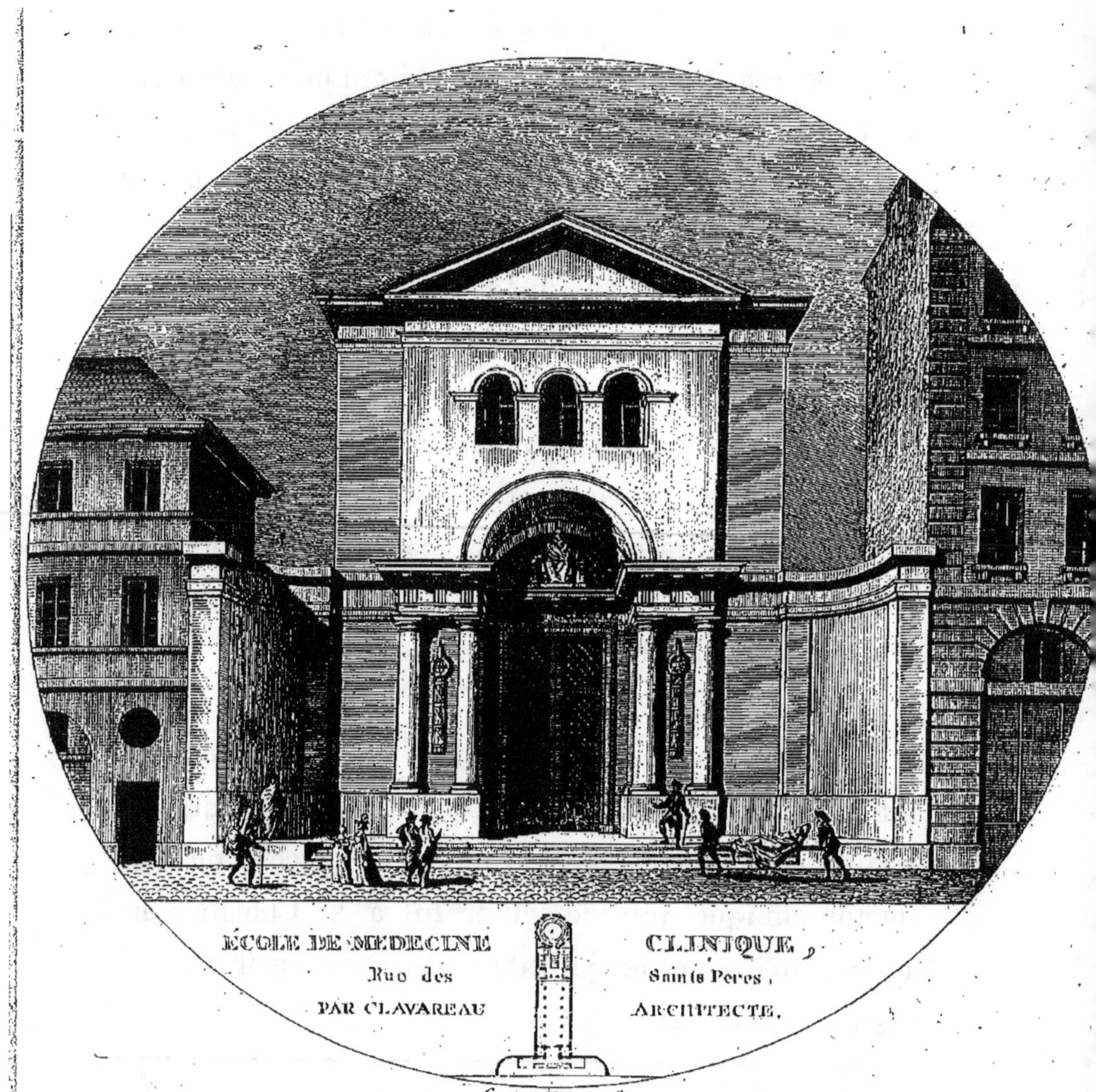

ÉCOLE DE MEDECINE CLINIQUE,
Rue des Saints Peres,
PAR CLAVAREAU ARCHITECTE.
Gravé par N. Ransonnette

Desault, chirurgien en chef de l'Hôtel-Dieu, dont
le nom seul est un éloge, avait suivi cette méthode
d'enseignement, en formant à cet hôpital une école

ministre de l'intérieur, sur le but de l'établissement de l'Ecole clinique
à la Charité.

De tous les dons que nous fit le génie,
    Le plus utile, le plus grand
      N'est-il pas cet art bienfaisant,
Qui dispute au trépas les bornes de la vie;
    Qui des maux dont elle est remplie,
Abrège la durée, adoucit la rigueur,
     Et fait sourire la douleur
     Par le charme de l'espérance?
     Mais de cette utile science
L'étude envain nous ouvre le chemin;
    Le flambeau de l'expérience
Pour nous conduire seul est un guide certain.
Recueillir, réunir dans un foyer unique
Les rayons dispersés de ce flambeau divin,
    Tel est le but de l'École clinique.

Dans ce temple l'homme souffrant,
    Trouvera l'abri secourable
    Qu'on doit aux maux de l'indigent;
Et par ses douleurs, même utile à son semblable,
    Cette victime respectable,
Aura payé sa dette envers l'humanité.
    Un favori du Dieu de la santé,
    D'une jeunesse observatrice,
    Guidant les studieux travaux,
Fera parler ce spectacle de maux;
Et de son zèle ardent, la nature complice,
Pour son œil scrutateur n'aura plus de secrets.
    De ses leçons, le jeune élève avide
    Suivant le maître qui le guide,
Voit des différens maux la marche et les progrès;

de médecine clinique externe. Combien notre reconnaissance doit leur savoir gré d'avoir voulu, par ce moyen, laisser de dignes héritiers de cette science, qu'ils ont tant illustrée, et éterniser en quelque sorte leur talent ! Desault, enlevé prématurément à nos regrets, n'a pu recevoir de notre gouvernement, si juste appréciateur du mérite, qu'un hommage posthume, une couronne funéraire...

Il entre dans le plan de ce mémoire, de retracer à la gratitude publique, tout ce qu'a fait le gouvernement pour le soulagement des malheureux qui sont traités dans les hôpitaux; le nouveau monument qu'il a consacré à la mémoire de Desault et du jeune Bichat, son digne émule; devient un témoignage de l'attention qu'il porte sur l'art divin dont ces malheureux tirent leurs secours, et de l'émulation qu'il veut exciter entre les hommes estimables qui le professent. Je ne dois donc pas négliger d'en parler ici, et je

---

Observe quels sucs salutaires
Ont de ce malheureux soulagé le tourment,
Et quels à cet autre contraires
Ont de sa mort avancé le moment.
Que tel savant avec jactance
Nous répète ce qu'il a lu;
L'élève ici fait bien plus : il a vu,
Et sa précoce expérience
Avant le tems le rend vieux de science.

vais transcrire dans son entier l'arrêté que je fus chargé de faire exécuter à l'Hôtel-Dieu, dont le motif fut la notice que l'on va lire.

Extrait d'une notice du citoyen C O R V I S A R T, *médecin du gouvernement.*

L'ouvrage sur la vie et la mort du citoyen Bichat, professeur d'anatomie, que la médecine vient de perdre, est un des plus marquans en physiologie, et le seul de son genre ; Bichat en méditait une seconde édition avec beaucoup de changemens. Il a publié, en outre, une nouvelle édition des maladies des voies urinaires, une des œuvres chirurgicales, et une du journal de chirurgie. Ces trois derniers ouvrages étaient de Desault, son maître. Il y a fait beaucoup de changemens et d'additions.

Il est auteur d'un traité sur les membranes, ouvrage tout neuf. Il a publié quatre volumes sur l'anatomie générale, deux sur l'anatomie descriptive : deux autres sur cette dernière partie sont, je crois, sous presse. Il travaillait à un ouvrage sur l'anatomie pathologique, c'est-à-dire, considérée par rapport aux maladies. Nul, à son âge, n'a fait tant, et surtout si bien, pour la science médicale ; nul n'avait donné de si grandes espérances et de gages plus précieux de ce qu'il devait faire. La médecine n'a pû faire une plus grande perte. Il meurt à trente ans, d'autant plus regrettable, qu'il peut moins être remplacé.

Sa mort rappelle aisément le souvenir de celle de son maître Desault, qui a illustré la chirurgie française par trente années d'un travail infatigable et d'un zèle sans bornes. Il a, le premier en France, fondé l'enseignement de la chirurgie pratique, et nos invincibles armées lui ont dû leurs meilleurs chirurgiens.

Le maître et le disciple sont dignes l'un de l'autre. Ils ont agrandi la science ; eux aussi ont péri sur un champ de bataille qui compte bien des victimes : il leur faut aussi une récompense.

Lettre du premier consul au ministre de l'intérieur, le 14 thermidor, an 10 de la république.

Je vous prie, citoyen ministre, de faire placer à l'Hôtel-Dieu, un marbre dédié à la mémoire des cit. Desault et Bichat, qui atteste la reconnaissance de leurs contemporains, pour les services qu'ils ont rendus, l'un à la chirurgie française dont il était le restaurateur, l'autre à la médecine qu'il a enrichie de plusieurs ouvrages utiles. Bichat eût agrandi le domaine de cette science si importante et si chère à l'humanité, si l'impitoyable mort ne l'eût frappé dans sa trente-unième année.

Je vous salue,

BONAPARTE.

Le ministre de l'intérienr, vu la lettre du premier consul, du 14 thermidor an 10, arrête ce qui suit :

ARTICLE PREMIER.

Il sera placé à l'Hôtel-Dieu de la ville dé Paris, un marbre dédié à la mémoire des citoyens Desault et Bichat.

I I. Il sera gravé l'inscription suivante.

En vertu des ordres du premier consul et de l'arrêté du ministre de l'intérieur, ce marbre dédié à la mémoire des citoyens Desault et Bichat, a été posé pour attester la reconnaissance de leurs contemporains pour les services qu'ils ont rendus, le premier à la chirurgie française dont il est le restaurateur, le second à la médecine, qu'il a enrichie de plusieurs ouvrages utiles, et dont il eût agrandi le domaine, si l'impitoyable mort ne l'eût frappé dans sa trente-unième année.

III. La pose de ce marbre sera faite en présence du préfet de la Seine, du président du conseil général du Département, des membres du conseil d'administration générale des secours et hôpitaux et de la commission administrative de ces établissemens.

IV. Les membres du conseil de médecine, et les officiers de santé des hospices , seront invités par le préfet à assister à la cérémonie ; il y sera prononcé un discours analogue par un des membres de l'école.

V. Le préfet assurera l'exécution de l'arrêté.

Les honneurs rendus par le gouvernement à la mémoire de ces deux célèbres professeurs dans l'art de guérir , équivalent à tous les éloges qu'on pourrait donner à cet art , et deviennent un puissant encouragement pour les élèves qui s'y destinent.

Mais le gouvernement ne se borne pas seulement à des encouragemens ; il a senti que les élèves devaient trouver dans sa générosité tous les secours qui peuvent les conduire à cette science sublime , laquelle à travers mille peines et mille dégoûts , élève ceux qui l'exercent au niveau des hommes précieux qui ont le mieux mérité de leurs concitoyens , et il a réuni ces leçons dans l'établissement dont il est ici question.

Je ne dois pas passer sous silence que c'est au médecin administrateur (1), dont j'ai eu plusieurs

______

(1) M. Thouret.

fois occasion de parler dans ce mémoire, que nous devons l'organisation durable de l'Ecole clinique externe, que Desault avait établie à l'Hôtel-Dieu et que c'est encore son active sollicitude qui a proposé et fait décider la formation de l'Ecole clinique interne de la Charité.

Vienne, Edimbourg et Pavie nous avaient devancés dans ce genre d'établissement. Il appartenait à notre gouvernement actuel de faire disparaître cet avantage que nos voisins avaient sur nous, et de le faire tourner tout entier de notre côté, par la manière dont ce nouveau monument a été exécuté.

Tout ce qui peut completer un établissement utile, les accessoires qui doivent s'y trouver et qui manquent à ceux que je viens de citer, ont été réunis dans celui que j'ai été chargé de former à la Charité, sous le nom de deuxième division de l'Ecole de médecine, ou autrement, d'Ecole clinique de médecine.

Le choix seul du professeur de cette Ecole, qui fut (1) le digne ami du célèbre Desault, prouve l'importance qu'on a mis à son succès.

C'est de lui que je reçus le programme, d'après

____

(1) M. Corvisart.

lequel je devais faire mes dispositions ; je l'ai suivi dans tous ses points , autant que le local , dont j'ai conservé les murs et la couverture, a pu me le permettre ; et je me suis appliqué à donner, à cet établissement , malgré son peu d'étendue, cet aspect monumental , que doit avoir tout édifice public. J'ai suivi , à cet égard , le principe généralement adopté par les anciens, et que je regarde comme la véritable cause qui a fait rester debout un si grand nombre de leurs monumens , lesquels après avoir traversé tant de siècles , s'offrent encore à notre admiration. Ce principe qui , de tous les édifices publics, faisait en quelque sorte des temples consacrés à quelqu'une des divinités de leur mythologie , les obligeait à les construire avec plus de solidité et même de richesse.

Je me suis donc modelé sur les anciens, et pénétré du programme que j'avais à remplir , j'ai tâché de donner à la forme même de l'établissement un but moral ; j'ai voulu que parlant à l'imagination des élèves, elle contribuât à augmenter leur studieuse émulation. La lecture de la description que fait Pausanias, du temple d'Esculape à Epidaure (1), m'a donné l'idée de faire entendre les leçons d'un nouvel

______

(1) Voyez Pausanias, voyage de Corinthe , liv. 11 , chap. 27.

Esculape ;

Esculape, dans un temple pareil à celui qui était consacré à ce dieu de la Médecine ; j'ai donc cherché à ressusciter ce monument antique. Au-dessus de la porte d'entrée j'ai placé la figure du dieu ; comme elle l'était à Epidaure ; et dans l'intérieur j'ai retracé tous ses attributs et ceux d'Hygiée (1), sa fille, qu'on adore comme la déesse de la santé ; sur les murs de l'amphithéâtre , sont gravées des sentences prononcées par les grands maîtres en médecine. Un promenoir qui invite au recueillement conduit à cet amphithéâtre. Il est garni de colonnes sur lesquelles , comme à Epidaure , on pourra inscrire les nouvelles découvertes et les cures extraordinaires. L'élève qui attendra l'arrivée du professeur y trouvera encore un sujet de méditation et d'étude.

A proximité est une grande salle de Pathologie , où on pourra faire des observations sur les pièces de comparaison qui y seront déposées.

Enfin , on y trouve cinq infirmeries bien aérées ; dans lesquelles pourront être repartis quarante lits , suivant la classification la plus générale des maladies internes.

Ensuite sont des salles de bains , une salle de

______

(1) Voyez Encyclopédie , art. Hygiée. On l'appelle aussi et plus communément Hygie.

H

douches ascendantes et descendantes, les moyens pour administrer les bains de vapeur, une petite cuisine. et une petite. pharmacie séparées ; enfin tout ce qui constitue un établissement hospitalier. Quoique cet établissement fasse partie de l'hôpital de la Charité, le service y sera entièrement distinct, il rentre néanmoins dans l'ensemble de cet hôpital, et c'est ce qui m'a engagé à le comprendre dans le plan général des quatre grands hôpitaux que je prouve être suffisans pour la ville de Paris.

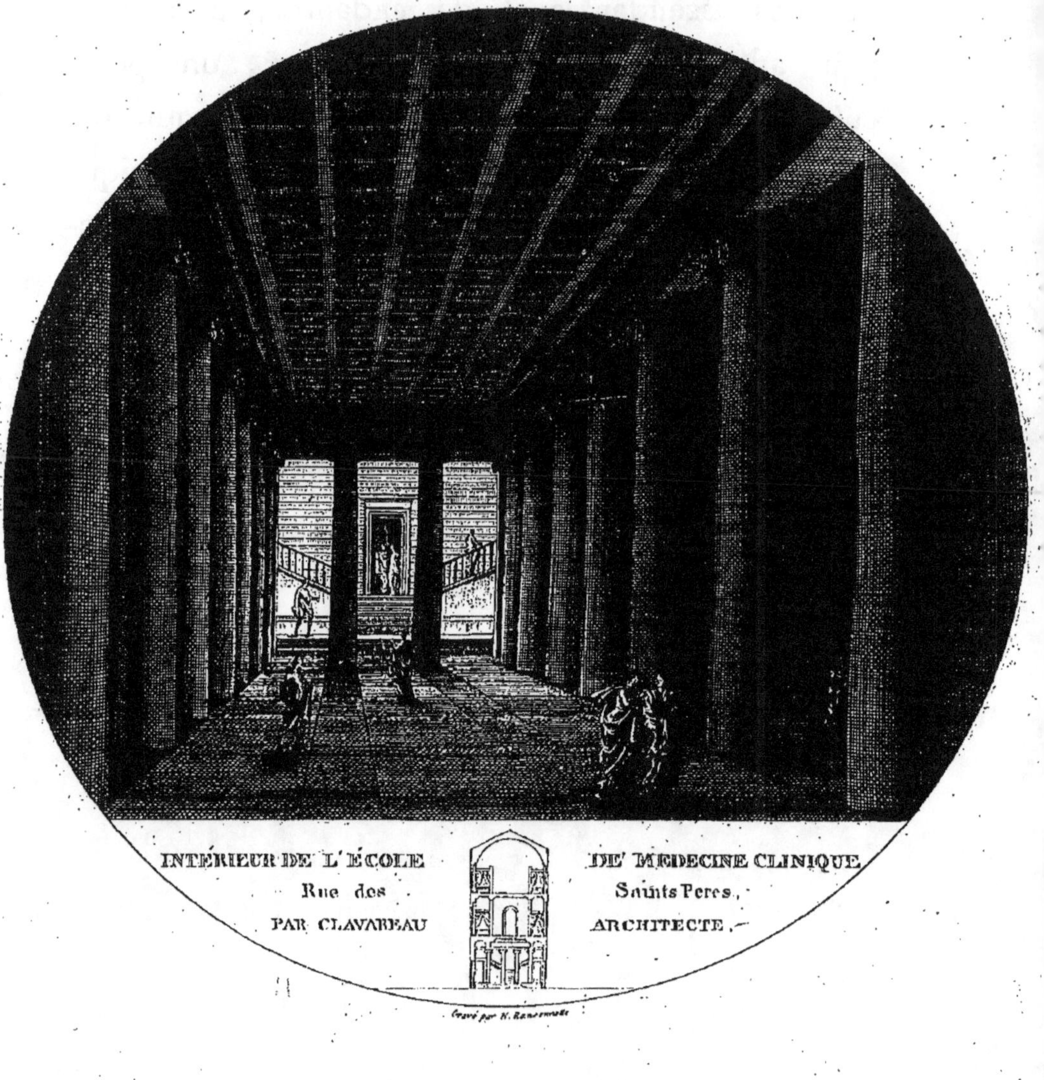

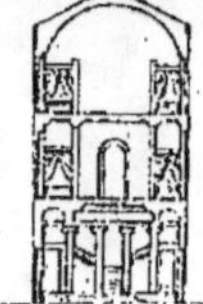

INTÉRIEUR DE L'ÉCOLE DE MÉDECINE CLINIQUE
Rue des Saints Peres,
PAR CLAVAREAU ARCHITECTE.

Gravé par N. Ransonnette

HOPITAL DE SAINT ANTOINE.

La nécessité toujours reconnue de diminuer le nombre si considérable des malades qu'on était obligé de recevoir à l'Hôtel-Dieu de Paris , dicta le décret par lequel la convention nationale ordonna une augmentation dans le nombre des grands établissemens hospitaliers. Par la même loi elle supprimait plusieurs de ces petits établissemens qui, multipliés sur la surface de cette grande ville, offraient de faibles secours, et employaient une infinité de petites administrations. Les hôpitaux de Paris, en 1790, étaient au nombre de 32 ; ils furent réduits à 22 , qui existent en ce moment.

Une autre loi du 28 nivose an 3 , prescrivit de mettre les hôpitaux susceptibles d'augmentation, en état de recevoir un plus grand nombre de lits , et de former des hôpitaux de la ci-devant abbaye Saint Antoine et de la maison dite hospice Beaujon. C'est du premier de ces deux établissemens que je vais parler. C'est lui qui complette les quatre grands hô-

(116)

pitaux crus nécessaires pour la ville de Paris, et qui suffiront en effet pour ses besoins (1).

Les motifs qui déterminèrent la formation de cet hôpital étaient si frappans, qu'ils laissèrent à peine lieu à l'examen. Il est, certes, aisé de sentir qu'au milieu d'un faubourg extrêmement populeux, rempli de manufactures et d'ateliers, à l'extrémité de la ville, un hôpital devenait de la plus grande utilité.

On le destina d'abord à recevoir 160 lits seulement; mais après avoir formé à la hâte ce premier établissement, on fit un examen plus approfondi de ce vaste local. L'avantage de sa position, l'utilité de ses accessoires, l'étendue de ses promenades, qui présentaient la double facilité, et d'offrir aux malades des espaces aérés, et d'isoler entièrement cet hôpital, tout appella l'intérêt des deux commissions des secours et des travaux publics. Elles décidèrent qu'on donnerait à cet hôpital toute l'extension dont il était susceptible, et que le nombre des lits des deux sexes serait porté à 500.

Conformément aux ordres qui me furent donnés,

____

(1) Je prends pour base de cette assertion, tant les feuilles du mouvement annuel des malades traités à l'Hôtel-Dieu, quand cet hôpital était le seul de Paris, que celles réunies du mouvement des malades traités à l'Hôtel-Dieu et aux hôpitaux, qui lui ont été postérieurement donnés pour annexe, et ont d'autant contribué à son dégorgement.

je dressai les plans nécessaires pour atteindre le but qu'on se proposait, et je fis tout ce qui était en moi pour vaincre les difficultés que présentait la formation d'un plan neuf sur un ancien établissement (1) grandement disposé, il est vrai, mais qui avait été affecté à une toute autre destination. Je cherchai surtout à réunir, dans cette circonstance, l'utilité réelle à ce style monumental que j'ai deja dit plus haut devoir caractériser tous les ouvrages d'une grande nation (2).

La construction d'une partie de l'aîle gauche fut commencée et suivie avec activité, ainsi que celle d'un petit corps de bâtiment qui devenait indispensable pour le logement des officiers de santé et des autres employés. Ce corps de bâtiment, et la partie de l'aîle en pierre, furent confectionnés avec autant de célérité que le permit l'obtention des fonds.

Depuis quelques années, le gouvernement aussi attentif à conserver et à accroître le bien qu'à réparer le mal, porta son attention sur cet hôpital, et se pénétra de tous les motifs qui en avaient déterminé la fondation. Il voulut connaître, de la manière la plus approfondie, les avantages qui s'y trouvaient réunis, et ceux qu'il était possible de lui donner encore.

---

(1) L'Abbaye Saint Antoine.

(2) L'exécution du plan que je présentai fut autorisé le 13 brumaire an 4.

H 3

Un bâtiment vaste et commode, percé du nord au midi, une belle promenade pour les malades, des jardins immenses qui peuvent, pendant toute l'année, leur fournir des légumes frais ; un superbe réservoir, contenant 80 hectolitres d'eau, et sans cesse alimenté par la pompe Notre-Dame ; tels étaient les avantages précieux déja existans.

Augmenter ce bâtiment de deux aîles, dont l'une était déja commencée, l'aërer autant que possible par la démolition de l'église et des masures qu'elle soutenait, et par la formation, en avant de cet hôpital, d'une grande cour, dans laquelle une abondante végétation procurait une entière salubrité, tels étaient ceux qui restaient à lui donner.

A l'appui du projet d'augmentation, le gouvernement eut encore lieu de se convaincre qu'un grand nombre de malades du faubourg S. Antoine différaient de plusieurs jours leur entrée à l'hôpital, aimant mieux être placés à celui dont il est ici question, qu'à l'Hôtel-Dieu, par la double raison de la salubrité évidente de ce premier, et de sa proximité de leurs familles, dont les consolations leur sont nécessaires, et qu'un long trajet détourne des travaux qui les font vivre.

On continua ensuite les logemens trop avancés

pour être suspendus, les arcades de l'aîle commencée, furent bandées, et le tout fut élevé jusqu'à la
plinthe au-dessus de ces arcades.

Peu de tems après, l'administration désirant diminuer les dépenses qu'entraînaient l'établissement de
cet hôpital, et le hâter par tous les moyens possibles,
y fit joindre l'ancienne maison abbatiale, vaste et
superbe bâtiment, où je reçus ordre d'établir tous
les accessoires qui occupaient alors le rez-de-chaussée,
tels que la pharmacie, la cuisine, la lingerie, la buanderie, la salle de réception, etc. et de former, au
premier et au second, les logemens de l'économe,
des officiers de santé, et des autres employés.

Cette disposition évita la dépense qu'aurait entraînée la bâtisse de deux aîles qui faisaient partie du
plan adopté, et donna la facilité de former en avant
du bâtiment, une cour vaste et plantée d'arbres.

Pour assurer à l'hôpital la jouissance de cette nouvelle propriété, et disposer le bâtiment abbatial de
manière à remplir sa destination, il restait à faire des
murs de clôture, et à changer la distribution des
pièces qui étaient beaucoup trop vastes pour des
logemens d'employés ; c'est à quoi furent destinés
les fonds décadaires qui ont été faits depuis le 21
frimaire an 8. En ce moment, les murs sont entière-

ment construits, et tout est disposé pour que cette partie de l'hôpital puisse être habitée, et pour que les emplois dont j'ai parlé ci-dessus, y soient placés. Le rez-de-chaussée de l'ancien bâtiment est aussi prêt à recevoir des malades : je dois faire observer en passant qu'il devra être réservé pour les convalescens qui, dans tout hôpital bien administré, doivent toujours être séparés des autres.

Quand l'hôpital de S. Antoine sera entièrement confectionné, il réunira au plus haut dégré toutes les combinaisons désirables d'utilité, de salubrité et de commodité ; mais il est encore en ce moment dans un état d'imperfection ; et il n'est pas sans doute dans la volonté du gouvernement de rien laisser d'imparfait.

D'abord les constructions qui sont déjà faites, quoique d'une extrême solidité, sont dans le cas de se dégrader, exposées comme elles sont aux intempéries des saisons.

Ensuite les avantages inappréciables de cet hôpital, un des plus beaux qui puisse exister, le seul créé depuis la révolution, reclament impérieusement la continuation du plan adopté par le gouvernement.

Sans doute ce qui reste à faire paraîtra considérable en raison des légères dépenses que j'ai dit être suffisantes pour le complettement de l'hôpital de la Charité ; mais si l'on fait attention au bien immense qui résultera de l'emploi d'une somme de *trois cents mille francs*, à laquelle je fixe, en calculant au plus haut, les frais qu'entraînera en plusieurs années l'entière exécution de ce plan, pourra-ton regretter un emploi si utile ?

Le gouvernement aura réussi à détruire les préjugés, malheureusement trop fondés, qui existent si généralement contre les hôpitaux de Paris ; il aura confectionné quatre grands établissemens capables de recevoir plus de trois mille malades (1) ; ce qui est suffisant d'après des calculs dont je prouverai la certitude ; il aura donné une preuve éclatante de sa sollicitude paternelle, pour la portion indigente du peuple ; enfin il aura mis dans cette partie de l'administration, comme dans toutes les autres, le mieux possible à la place du mal qui existait.

Avant de passer aux détails relatifs aux petits hôpitaux, très-secondaires, dont j'ai donné la nomenclature au commencement de ce mémoire, je dois

---

(1) Il y en aura à l'Hôtel-Dieu.............. 1200
A Saint Louis................................ 1000
A la Charité................................. 500
A Saint Antoine.............................. 500

TOTAL................. 3,200

placer ici une réflexion. Les augmentations à faire aux trois derniers hôpitaux dont je viens de parler, doivent, ce me semble, être opérées sans retard, et précéder les dispositions qui tendent à diminuer le nombre des lits de l'Hôtel-Dieu. Ces dispositions sont, sans contredit, d'une urgence majeure; mais avant de retrancher une partie des asiles destinés à l'indigence souffrante, il est indispensable d'avoir préparé les locaux qui doivent les remplacer. Cette réflexion s'appuie assez d'elle-même, pour qu'il soit inutile d'entrer, à cet égard, dans un plus long détail.

EXPLICATION

Du Plan de l'hôpital Saint Antoine.

Ce plan, quoique non exécuté en son entier, a été adopté par le gouvernement; les parties lavées en noir moins foncées sont ce qui reste à faire pour le mettre en état de recevoir cinq cens malades.

A. Place ou avant-cour.
B. Entrée de l'hôpital, sous laquelle se trouvera en outre du portier, le bureau de réception avec toutes ses dépendances, d'où l'on communiquera à couvert, à toutes les parties de l'établissement.
C. Grande cour de l'hôpital.
D.D. Infirmeries.
E. Corps de bâtiment où sont la pharmacie, la cuisine, la lingerie et les magasins.
F. Jardin botanique.
G. Cour de la pharmacie, de la cuisine et basse-cour.
H. Jardin des malades, qui séparé, sert aux deux sexes.
I. Clos pour un potager.

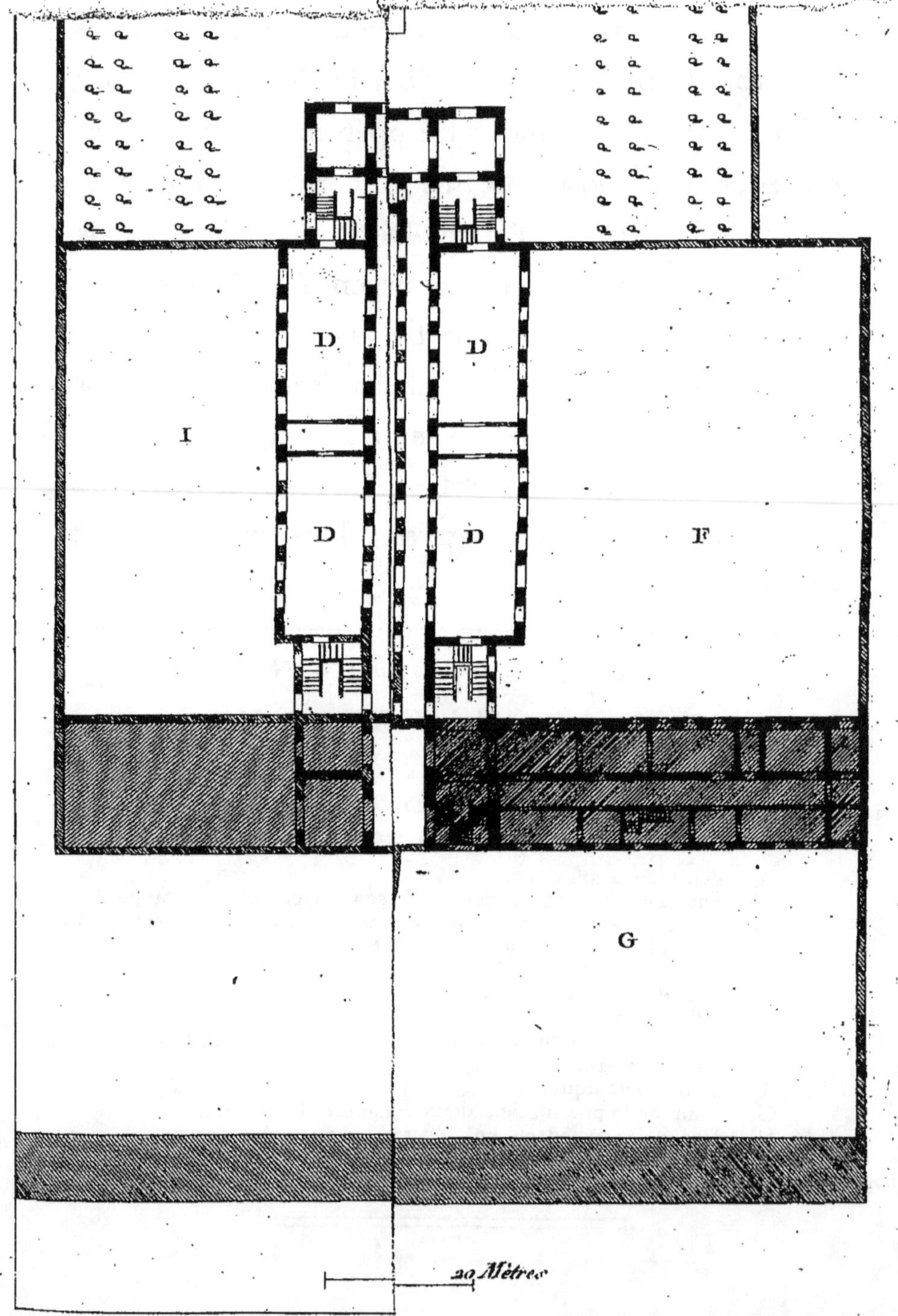

D
D
D
D
I
F
G
20 Mètres

QUATRE PETITS HOPITAUX

ACCESSOIRES.

INDÉPENDAMMEENT des quatre grands hôpitaux de malades dont je viens de donner le détail; il en existe à Paris plusieurs autres petits, qui ont une destination particulière ou qui sont dus à la bienfaisance libérale de quelques amis de l'humanité. Quoique ces établissemens ne soient pas d'une nécessité indispensable, plusieurs motifs se réunissent pour en reclamer la conservation. Les principaux de ces motifs sont, 1.º le respect dû à la mémoire de leurs fondateurs; 2.º l'obligation d'offrir à une reconnaissance durable les monumens qu'ils ont élevés à la plus généralement utile des vertus sociales ; 3.º enfin l'avantage d'exciter par-là dans le cœur des riches une généreuse émulation. Le gouvernement pèsera ces considérations : c'est à sa sagesse à en apprécier la valeur. Je vais examiner en détail ces divers établissemens, et indiquer les améliorations dont ils sont susceptibles. Je commencerai par ceux dus à des fondations particulières, et appellés du nom de leurs fondateurs. Ce sont les établissemens BAUJON, COCHIN et NECKER.

HOPITAL BAUJON.

CET hôpital, situé faubourg du Roule, fût fondé par M. Baujon, dans une maison qu'il fit construire à cet effet, sur un terrain qu'il acheta, le tout de ses propres deniers. Cette maison, commencée le premier mars 1784, fut terminée en août de l'année suivante. L'exécution et les détails en ont été soignés d'une manière qu'on peut dire tenir du luxe : ce riche philantrope, suivant les renseignemens que je me suis procurés, y a sacrifié un million ; aussi tout dans cet établissement fait honneur au fondateur et à l'artiste (1) qui a suivi l'exécution de ses plans : tout y porte le cachet de l'intelligence, de la solidité et du bon goût.

Un superbe porche, sous lequel se trouvent et le bureau de réception et le logement du portier, une belle cour, autour de laquelle sont à rez-de-chaussée, tous les emplois nécessaires à l'exploitation du service ; comme cuisine, réfectoire, buanderie et salle de bains ; des salles de convalescens, à portée des pro-

____

(1) M. Girardin, architecte.

menoirs, un jardin, séparé pour chaque sexe ; un superbe potager, deux étages d'une égale dimension : telle est la composition de cet hôpital.

Le fondateur de cet établissement l'avait destiné à l'éducation de douze pauvres filles et autant de garçons les plus indigens de la paroisse. Il fit construire plus loin , dans le faubourg et attenant la maison qu'il y occupait, dite la Chartreuse, une chapelle , tant pour l'usage de cette maison que pour celui de tout le quartier. On y conduisait tous les jours les enfans qu'on élevait à l'hospice ; tout était calculé pour que rien ne manquât à cette pieuse fondation, à laquelle M. Baujon avait ajouté pour son entretien, un fond de vingt mille livres de rente sur l'état.

Le gouvernement voulant tirer un parti avantageux, de cet utile établissement, l'érigea en hôpital au mois de brumaire de l'an 3. Cette disposition bienfaisante, devient un secours bien précieux pour les habitans de ce quartier.

L'hôpital Baujon contient cent lits de malades, dont moitié de chaque sexe. Ses infirmeries sont disposées de la manière la plus avantageuse possible, tant pour la division du service, que pour la salubrité. Il serait à désirer qu'on eût pu en multiplier davantage les ouvertures, et y faire arriver l'air de tous côtés, et qu'on eût en même tems donné plus d'élévation à chaque étage ; mais les droits des propriétaires voisins s'y sont opposés.

Ces légers défauts n'empêchent pas que cet hôpital ne soit un des établissemens de ce genre, qui fait le plus d'honneur à notre gouvernement, et qui doit le plus exciter l'attention des étrangers.

HOPITAL COCHIN,

FAUBOURG SAINT JACQUES.

Les mêmes motifs de reconnaissance et d'utilité militaient en faveur de l'hôpital Cochin. Il fut en conséquence maintenu, et les ressources même en ont été accrues, puisque les lits y ont été portés à *cent dix*, nombre bien supérieur à celui de la fondation. Les deux tiers environ de ces lits sont destinés aux femmes-indigentes du quartier où est situé cet hôpital.

Il est dû tout entier aux soins charitables de M. Cochin, curé de la paroisse de Saint Jacques du Haut-Pas. Ce digne pasteur y sacrifia une grande partie de sa fortune ; et après sa mort, qui eut lieu en 1783, sa respectable famille, héritant de son zèle et de ses vertus, acquitta les dettes qu'il avait contractées pour le complément de cette œuvre bienfaisante, et qu'il n'avait pu acquitter de son vivant.

Le bâtiment qu'occupe cet hôpital, situé faubourg Saint Jacques, fut commencé en 1780 et achevé en 1782. Il y a deux étages de salles, une partie du
premier

premier étage est séparée par un vestibule qui forme deux infirmeries distinctes, dont l'une est destinée aux hommes, et l'autre aux femmes.

L'étage supérieur est entièrement consacré aux femmes : des cabinets séparés y offrent des ressources pour les maladies extraordinaires.

Les infirmeries ne reçoivent de l'air que d'un côté; à l'étage inférieur, les croisées sont à plus de deux mètres au-dessus du niveau des salles; mais comme l'air de ce quartier est très-vif, et que les ouvertures donnent sur des jardins qui ne sont bornés par aucuns bâtimens, ces infirmeries sont saines, et très-propres à la guérison prompte de toute espèce de maladies.

Il y a en outre un beau promenoir planté d'arbres, et un potager assez vaste pour fournir pendant toute l'année les légumes nécessaires à la consommation de la maison.

Le seul changement que le gouvernement ait fait au mode de réception établi par le fondateur, c'est que nul malade n'est plus admis en payant, et que tous les secours sont gratuits dans cet hôpital.

S'il ne présente ni la même apparence, ni la même solidité que l'hôpital Baujon, il offre à notre reconnaissance un monument peut être plus respectable

I

encore, puisque l'homme bienfaisant qui l'a érigé, a consacré sa fortune entière à cette pieuse fondation, et que ses héritiers ont regardé comme le plus précieux des biens l'avantage d'avoir à consommer l'œuvre charitable de leur vertueux parent.

HOPITAL NECKER.

JE ne répéterai point, pour cet hôpital, ce que j'ai dit pour les précédens ; il se place naturellement sur la même ligne. Cet établissement, qu'on doit aux soins de madame Necker, fut le premier qui fit faire des réflexions sérieuses sur les vices de la plupart des hôpitaux de Paris, sur leur régime médical, leur administration économique et leur discipline intérieure. Aidée des conseils de M. Colombier, inspecteur général des hôpitaux et établissemens de secours répandus dans la France, cette vertueuse dame ne marqua son séjour à Paris, que par les actes de la bienfaisance la mieux entendue. Pleinement convaincue de la nécessité indispensable d'un ordre exact, elle eut le courage et la force de présenter le remède aux abus, qu'on ne faisait encore qu'appercevoir dans les établissemens hospitaliers et les maisons de secours de la capitale.

Le gouvernement cependant concourut à l'exécution de ses vues, et donna une somme annuelle de 42,000 livres, pour faire, d'après elle, l'essai d'un hôpital de 120 lits.

Madame Necker choisit, pour cet établissement, un couvent de Bénédictines supprimé, rue de Séve, faubourg S. Germain. Elle y réunit quelques autres ressources, garnit la maison de tout le mobilier nécessaire aux malades, fit mettre tous les bâtimens dans le meilleur état de réparation possible, forma les emplois, choisit les employés, enfin pourvut complettement aux moyens de recevoir, nourrir et soigner ceux à qui elle destinait cet asyle de bienfaisance. En 1788, cet hôpital fut entièrement disposé pour y placer 120 malades, dont moitié de chaque sexe, tous couchés dans un seul lit ; et on assure qu'à cette époque, la dépense de chacun de ces malades ne montait pas à plus de seize sols par jour.

Mais si l'ordre et l'économie ont présidé à l'organisation de cet établissement, les principes de la physique médicale n'ont pas été consultés pour le renouvellement de l'air, si nécessaire à la salubrité des salles. Les anciens préjugés ont encore prévalu, et il est bien essentiel de remédier à ce défaut, le seul de cet établissement, il est vrai, mais d'une importance bien funeste dans ses conséquences. On s'est servi, pour former les infirmeries, des anciens dortoirs des religieuses ; je ne sais si les croisées y étaient placées comme elles le sont actuellement. Il serait fâcheux qu'on ne les eût changées que pour les disposer d'une manière si vicieuse. Elles ne donnent passage à l'air, que par des ouvertures extrêmement étroites, et sont à une hauteur telle, qu'on prend très-rarement la peine de les ouvrir. Je ne répéterai pas ici ce que j'ai dit plus haut, relativement aux salles de l'Hôtel-Dieu ; il est incontestablement reconnu que l'air émané de tout corps respirant, surtout d'un corps chargé d'affections morbifiques, n'a pas une élasticité qui lui permette de s'elever à une certaine hauteur, et que le malade reste en conséquence dans une athmosphère méphytique, si un ventilateur placé à une élévation convenable, ne balaye les vapeurs qui entourent le lit où il repose. ; aussi règne-t'il en tout tems dans les salles de l'hôpital Necker, un air épais et fétide ; qu'on ne trouve pas même dans les salles les moins salubres de l'Hôtel-Dieu. Le seul remède à cet inconvénient est de faire, de chaque côté, des croisées de toute la hauteur des salles. On m'objectera envain que cette disposition contrariera celle des lits ; il vaut infiniment mieux, pour un malade, que son lit soit devant une croisée, qu'adossé à un mur qui ne peut s'ouvrir. Je renvoye à ce que j'ai déja dit de la bienfaisante influence de l'air.

D'ailleurs, cette maison a été pourvue de tout ce qui lui est nécessaire ; lingerie bien garnie , apothicairerie , cuisine commode , beau jardin qui offre l'avantage de la promenade , et celui de fournir des légumes et des fruits ; enfin sa situation est on ne peut pas plus salubre. Entièrement isolée et rapprochée des boulevards , elle est entourée de l'air le plus sain , dont rien ne gêne la circulation.

Les ressources de cet hôpital ont été augmentées depuis deux ans. Il contient en ce moment 128 lits , et présente , dans le quartier où il est situé, un grand avantage aux malades qui ne veulent pas se faire transporter à la Charité. Cette considération et la reconnaissance due à la mémoire de sa fondatrice , sont les titres sous lesquels il se présente à l'attention du gouvernement.

MAISON DE SANTÉ,

Faubourg de S. Laurent.

Le premier des établissemens qui ont une destination particulière, dont je parlerai dans ce mémoire, est la maison de Santé, établie dans le faubourg de S. Laurent. Les malades y sont admis et traités, moyennant une modique rétribution.

Connue d'abord sous la dénomination du nom de Jésus, cette maison fut fondée par S. Vincent de Paul, à qui un homme fort riche remit, en 1653, une somme considérable, pour être employée à quelques œuvres de piété, sous la condition expresse de ne jamais déclarer à personne le nom de son auteur.

Pour remplir cette intention bienfaisante, Vincent de Paul acheta, dans le faubourg de S. Laurent, deux maisons et un emplacement assez étendu, y établit une petite chapelle; et acquit une rente annuelle du reste de la somme qui lui avait été remise.

Cette maison, après avoir servi de retraite à des vieillards, resta longtems sans être occupée, malgré les fréquentes visites qui y furent faites par l'administration, et les divers projets que l'on présenta pour la mettre en location.

Enfin en l'an 8 , j'eus l'ordre de la disposer de manière qu'elle pût recevoir cent vieillards des deux sexes , et contribuer d'autant au soulagement du grand hospice des vieillards, établi au ci-devant couvent des Récollets, et des Incurables de la rue de Séve.

Cette disposition faite , et tout étant préparé pour que les lits pussent y être placés , cette maison fut encore deux ans sans avoir un emploi utile.

Enfin , le premier germinal de l'an 10 , le conseil des hôpitaux décida qu'il serait fait l'essai d'un établissement, où les malades , ayant quelques facultés , seraient reçus à raison de un franc 5o centimes par jour , et trouveraient tous les secours nécessaires à leur rétablissement.

Il y a toujours eu à Paris des établissemens de ce genre , et les besoins de cette grande ville en réclamaient la réorganisation. Elle doit, d'un côté, diminuer le nombre des malades qui sont traités gratuitement dans les hôpitaux publics , et tourner en conséquence au profit de l'économie. D'un autre côté, elle offre une ressource précieuse à une infinité de personnes jouissant d'une fortune médiocre , à des individus isolés au milieu de la capitale, à d'autres qui n'y sont que momentanément établis, ou enfin à des voyageurs retenus par maladie. Il est évident que tous, sans l'existence de ces asiles peu dispendieux et sûrs, seraient placés entre la cruelle alternative, ou d'aller, avec les indigens, solliciter les secours de la charité publique, ou de languir chez eux, privés des soins qui leur sont nécessaires. Cette classe intermédiaire entre l'aisance et la pauvreté, appellait l'attention du gouvernement, et ses vœux ont été remplis. Je pourrais m'étendre davantage sur l'utilité de cette maison., mais de plus longs détails sortiraient de mon sujet. J'ai du me borner à indiquer l'importance d'un tel établissement, et signaler à la gratitude publique, ce nouveau gage de la sollicitude paternelle de notre gouvernement, et du zèle des administrateurs qui savent si bien le seconder.

Le succès a répondu pleinement aux soins qu'on s'est donnés pour compléter cette maison de santé, et tout permet d'espérer que la première mise de fonds sera bientôt couverte par la masse de réceptions. Cet heureux résultat eût sans doute été plus prompt et plus facile, si ce petit hôpital se fût trouvé placé à côté d'un grand, où l'on aurait puisé tous les objets de consommation nécessaires, sans qu'il fut besoin d'établir pour lui, et un état major séparé, et des emplois nouveaux; mais, dans l'état où il est, on peut pourtant se flatter d'atteindre bientôt le but qu'on s'est proposé, et de voir cet établissement, quoique régi par l'administration des hospices de Paris, n'être plus sur la ligne des autres hôpitaux de cette ville, ni, par conséquent, à la charge de l'octroi et des autres revenus de bienfaisance.

Placée au milieu de jardins, qui rendent sa situation très-salubre, en ayant elle-même un très-vaste, qui fournit à ses besoins, offrant aux malades une promenade aérée à proximité de leurs salles, pourvue d'une pharmacie, d'une lingerie et d'une salle de bains ; cette maison de santé réunit tout ce qu'on peut désirer pour sa destination. Son utilité et son ensemble la recommandent également à la reconnaissance nationale, et à l'intérêt du gouvernement.

HOPITAL DES ENFANS MALADES,

rue de Séve, faubourg S. Germain.

De tout tems les enfans malades ont été reçus dans les grands hôpitaux. A l'Hôtel-Dieu, comme partout ailleurs, on voyait des enfans courir dans toutes les salles, et souvent même leurs lits étaient placés à côté de ceux des hommes faits. La décence avait à souffrir de cette vicieuse disposition, et c'est sans doute cette importante considération qui motiva le projet de les réunir dans un établissement séparé.

L'administration choisit à cet effet la maison dite de l'Enfant Jésus, rue de Séve faubourg S. Germain, qui était auparavant occupée par des orphelins. Elle ne pouvait faire choix d'un local plus vaste, plus aëré, plus propre en tout à un établissement de ce genre. Elle y réunit toutes les ressources propres à la guérison des maladies de cet âge, pour lesquelles un air vif et pur, et un exercice convenable, qui donne à de jeunes membres de l'élasticité et de la vigueur, sont les meilleurs moyens curatifs.

C'est en l'an 10 que ce nouvel hôpital fut formé ;

les enfans y sont reçus jusqu'à l'âge de douze ans; le nombre de ceux qui y sont en ce moment est de trois cents, dont environ cent petites filles.

Si la disposition des infirmeries laisse encore quelque chose à désirer, elle est cependant telle que les maladies puissent y être classées d'une manière bien distincte.

Cette ligne de démarcation établie entre les maladies de l'enfance et celles de l'âge mur, est, sans contredit, un avantage, et pour les mœurs, et pour l'avancement de l'art de guérir. Il n'eût peut-être pas été possible d'atteindre le même but, en destinant une salle dans chacun des quatre grands hôpitaux au traitement des enfans.

On ne pouvait, je le répète, choisir un local plus convenable ; un immense terrein, de superbes clos et potagers, des bâtimens peu élevés et bien percés, tout concourt à ce qu'il remplisse de la manière la plus complette, la destination qu'on lui a donnée.

HOPITAL DES VÉNÉRIENS,

Faubourg de Saint Jacques.

UN hôpital des Vénériens tient plutôt aux établisse-mens de police d'une grande ville, qu'à ceux des secours de bienfaisance. Celui qui est établi aux ci-devant Capucins du faubourg S. Jacques, ne peut donc pas être placé précisément sur la même ligne que les autres hôpitaux de Paris. Je ne lui consa-crerai dans ce mémoire qu'un court article.

Lors de la réunion des Capucins de la rue Saint Jacques à ceux de la Chaussée d'Antin, on s'occupa de rendre utile le vaste terrein que cette réunion rendait disponible, et on en forma, en 1781, une maison propre à recevoir deux cents lits, destinés à ceux qui étaient attaqués de la maladie vénérienne. Auparavant cette maladie était traitée à Bicêtre, à la Salpêtrière et même à l'Hôtel-Dieu.

On ne pensa pas d'abord à donner à cet établis-sement l'extension qu'il a en ce moment. Elle n'eut lieu qu'en l'an 8, et fut l'effet de la police active que le gouvernement voulut exercer sur ce genre de

fléau, en même tems que, de son attention bienfaisante à multiplier les secours de toute espèce. Il consentit, en conséquence, à ce qu'il fut ouvert, rue S.
Christophe dans la Cité, un bureau de réception pour
ces sortes de maladies. Le nombre des récipiendaires
s'accrut bientôt au point que l'on mit cette maison
en état de recevoir jusqu'à cinq cens malades ; le
mouvement y est d'environ 250 individus par mois.

On y traite aussi particulièrement des femmes
ayant des enfans à la mamelle, attaqués comme
elles, de cet horrible mal.

On a cherché à tirer de ce local tout le parti
possible, et on a même bâti quelques nouvelles
salles ; mais l'église qu'on a convertie en infirmeries, présente seule quelque régularité. On est cependant parvenu à séparer les sexes d'une manière
assez distincte ; ils ont chacun un promenoir planté
d'arbres, et une salle de bains.

En général, cet hôpital présente pour la ville de
Paris, un grand objet d'utilité publique.

HOPITAUX D'INCURABLES.

Les hôpitaux ouverts aux vieillards, ou aux individus attaqués de maux incurables, sont placés communément sur la ligne des hospices d'indigens. Il me semble cependant que ceux qui y sont admis, peuvent être considérés comme de véritables malades. J'ai cru, en conséquence, devoir parler de ces asiles à la suite des autres hôpitaux de malades.

HOPITAL

POUR LES HOMMES INCURABLES,

aux ci-devant Récolets, faubourg Saint Laurent.

Tout ce que j'ai dit jusqu'à présent a prouvé sans replique, que le devoir de venir au secours de l'indigence souffrante, lequel est une des premières obligations de tous les gouvernemens, n'a jamais été en France ni méconnu ni oublié. Si l'insalubrité a quelquefois regné dans ces asiles de bienfaisance, si quelques abus ont éveillé une juste censure, c'est plutôt l'effet des préjugés que toute l'Europe a long-tems partagés avec la France, que celui d'une condamnable insouciance ; mais s'il existe une preuve de la munificence du gouvernement dans la manière dont il remplit ses obligations envers l'infortune ; elle se montre sur-tout dans l'établissement de l'hôpital dont je vais parler, et dont les pays les plus riches n'offrent pas même l'exemple.

Il n'existait autrefois à Paris qu'un seul hôpital d'incurables, rue de Sève, faubourg S. Germain, où les deux sexes étaient réunis, et le petit établisse-

ment

ment du nom de Jésus, faubourg S. Laurent, où on entretenait trente vieillards.

On s'arrêta d'abord à l'idée bienfaisante de donner de l'extension à ce dernier établissement, et le couvent des Récollets en offrit le moyen. On y avait d'abord établi une fabrique d'armes. Ce fut en l'an 4 que l'on réalisa le projet philantropique de changer cet attelier de destruction en un asile de consolation et de bienfaisance.

Une maison vaste et bien aërée, composée de plusieurs corps de bâtimens divisés en cellules, donna la facilité de former convenablement ce nouvel hos-pice, qu'on nomma d'abord *Hospice des Vieillards*, et de le disposer de manière à en recevoir 450 au lieu de 30 qu'on plaçait avec bien de la peine encore, à celui du nom de Jésus.

On n'occupa dans le principe que les locaux sus-ceptibles de recevoir des lits, c'est-à-dire, les cellules, et les grandes salles qu'on avait fait construire pour les atteliers. On établit à rez-de-chaussée une grande cuisine et un beau réfectoire, où chaque sexe venait prendre ses repas à des heures différentes.

Ensuite reconnaissant que l'étendue de cette maison, sa position, sa division en vastes cours, en beaux jardins potagers, promenoirs et vergers, que tout

K

enfin concourait à offrir la possibilité d'y former l'établissement le plus complet, et présentait les moyens d'y placer jusqu'à 600 vieillards. Le gouvernement actuel en fit l'objet de son attention particulière : depuis, rien n'a été négligé pour que cet établissement ne demeurât point imparfait. Je fus chargé de faire planter des arbres dans la grande cour pour en faire une promenade ombragée ; d'établir des bains si nécessaires dans une infinité de circonstances, même à la santé des vieillards. Enfin, en l'an 9 et l'an 10, il fut ajouté un nouveau dortoir, dit de Belle-Vue, propre à recevoir cinquante lits. L'idée de cette addition avait été conçue par le cit. Lucien Bonaparte, dont le ministère n'a été marqué que par des conceptions grandes et utiles.

Cet intéressant hospice est donc une réponse victorieuse aux détracteurs de mauvaise-foi, qui n'ont pas craint d'accuser le gouvernement d'indifférence pour les établissemens hospitaliers. Je ne connais aucun pays où il en existe un de ce genre ; j'ai bien entendu parler de quelques maisons de la Hollande ou de l'Allemagne, où des vieillards et enfans sont reçus à travailler, et sont nourris d'une portion du produit de leur travail ; mais qu'aux frais du trésor public 500 vieillards de tous les départemens, sans autres conditions que l'âge de 70 ans, soient nourris et entretenus en santé, soignés dans leurs maladies, c'est, je le répète, l'effet d'une munificence sans exemple. Qu'on y ajoute les secours à domicile répandus sous tant de formes par les comités de bienfaisance, la distribution des soupes économiques, et tant d'autres institutions de la plus active humanité, et on payera enfin à la générosité de la Nation française, le juste tribut d'éloges qui lui est dû. On s'étonnera que frappée des coups portés à son industrie et à ses finances par la révolution et par la guerre sanglante qui en a été la suite, elle ait trouvé encore des ressources si multipliées pour la bienfaisance.

A la fin de l'an 10, cette maison qui, comme je l'ai déja dit, avait été connue, depuis sa formation, sous le nom d'Hospice de Vieillards pour les deux sexes, fut destiné à recevoir des vieillards et des incurables. L'hospice de la rue de Sève fut affecté aux femmes de cette classe.

Cette division des deux sexes dans deux maisons a paru préférable à l'administration, et prouve son attention constante pour tout ce qui intéresse la convenance et les mœurs.

Il n'y a donc que les hommes parvenus à un grand

âge ou affligés de maux incurables qui puissent être maintenant placés à l'hospice du faubourg S. Laurent, et par cette disposition cet établissement remplit sa dénomination actuelle, *d'hospice des hommes incurables.*

HOSPICE DES FEMMES

INCURABLES,

rue de Sève, faubourg Saint Germain.

A V A N T la révolution cette maison existait du revenu de ses dotations, d'après les principes consacrés par son premier fondateur, le cardinal de la Rochefoucault. Ce fut en 1737 que ce prélat fit bâtir, sur les dessins de Gomard son architecte, l'église et les deux salles qui se présentent de droite et de gauche, ainsi que la cour d'entrée, et tous les emplois qui l'entourent.

Peu de tems après il fit construire la partie en quadrille à droite, dont le plan parfaitement conforme à celui de l'hôpital de Turin, offre l'ensemble le plus convenable pour la surveillance, en ce que les quatre salles qui le composent, viennent toutes aboutir à un point de centre, d'où on découvre jusqu'à leur extrémité.

Postérieurement, c'est-à-dire, depuis environ quarante ans, on construisit l'autre partie à gauche de

K 3

l'église, et on suivit entièrement ce même plan ; mais pour ajouter à la commodité des indigens, on a détruit la belle simplicité de la distribution intérieure ; des cabinets séparés ont été établis dans tout un côté, pour y caser les incurables. Dabord cette disposition a été un surcroît de dépense, et elle a continué de l'être par la nécessité d'un entretien considérable ; enfin elle nuit à la facilité de la surveillance et à la salubrité. Ces cabinets empêchent le passage de l'air par les croisées du rez-de-chaussée, et ne permettent d'ouvrir celles qui donnent dans la voûte qu'avec une extrême difficulté. Il en résulte que ces dernières restent habituellement fermées, et que ce n'est qu'avec des soins excessifs qu'on peut préserver de l'humidité ces salles du rez-de-chaussée, dans un hôpital qui est disposé pour jouir de la plus parfaite salubrité.

Cet hospice occupe un terrein (1) d'environ 15 hectares, séparé par plusieurs cours qui se communiquent. Il offre aux infirmes une belle promenade plantée d'arbres, et tous les emplois reçoivent d'Ar-

----

(1) Terrein concédé par l'Hôtel-Dieu en 1646, de la continence de trente arpens, moyennant 350 livres qui a été depuis racheté par cet hôpital.

cueil, la quantité d'eau qui leur est nécessaire, par les fontaines de la Charité et du Luxembourg.

Les fondations de cet établissement n'ont été, dans le principe, que de vingt-un lits pour chaque sexe. Ils ne devaient être destinés qu'aux malades de l'Hôtel-Dieu, ou des autres maisons de secours attaqués de maux incurables ou invétérés, sous l'exclusion expresse des malades attaqués de maladies contagieuses. En 1790, ces lits étaient au nombre de 449, pour chacun desquels il avait été payé une somme de 10,000 francs.

Cette maison était du ressort de l'administration de l'Hôtel-Dieu, dont elle était annexe, quoique la manse en fût toujours distincte.

Actuellement cet hospice est uniquement destiné aux femmes âgées de soixante-dix ans au moins, perclues de leurs membres, mutilées ou défigurées par quelque accident, ou enfin attaquées d'infirmités incurables. Elles sont au nombre de 500, nombre à peu près égal à celui des hommes, reçus à l'hospice du faubourg de S. Laurent.

On observera donc que les secours accordés par le gouvernement à la vieillesse et aux infirmités, sont plus que doublés depuis quelques années ;

nouveau titre à la reconnaissance publique ; et considération importante pour l'administration et les dépenses des hôpitaux !

MAISON DE RETRAITE,

établie au petit hospice de Mont-Rouge.

Il me reste à parler d'un établissement particulier qui forme, pour un hospice de vieillards en santé, le pendant de l'hôpital de malades fondé par M. Baujon.

Le petit hospice de Mont-Rouge fut fondé en 1781, par les soins des frères de la Charité, et surtout du père Gerard, procureur général de cet ordre. Il fut destiné à recevoir des pauvres ecclésiastiques et des militaires malades ; l'assemblée du clergé, à cette époque, donna même une somme considérable qui, avec d'autres secours que ce zèlé fondateur put se procurer d'ailleurs, servit à faire l'acquisition d'un terrein assez vaste sur le chemin de Mont-Rouge. On y commença la construction de ce petit hôpital qui, en l'an 4, ne contenait encore qu'une salle de seize lits à rez-de-chaussée, et plusieurs pièces au premier étage pour des infirmeries particulières.

En messidor an 4, le ministre Benezech me chargea d'en former une succursale pour les incurables de la rue de Séve ; et à cet effet, d'établir au premier et au rez-de-chausée, des infirmeries capables de recevoir cent lits, et de pratiquer dans les combles qui étaient très-élevés et en belle vue, autant de cabinets particuliers que le local le permettait. Je trouvai moyen d'en construire vingt, et en très-peu de tems toutes ces dispositions furent entièrement achevées.

Les accessoires de cette maison sont très-agréables, de très-beaux jardins, de vastes potagers ; de belles promenades pour les malades, une belle cuisine ; un air très-pur, une quantité suffisante d'eau d'Arcueil, tout concourt à en faire l'ensemble le plus complet, et y porte même le cachet d'un établissement privilégié. C'est un supplément aux asiles ouverts aux vieillards des deux sexes (1). Ceux qui sont admis dans cette maison de retraite, doivent plus que tout autre encore, bénir le gouvernement protecteur qui entoure d'une douce aisance les derniers jours de leur longue carrière.

(1) On est reçu à la maison de retraite de Mont-Rouge pour 200 fr. par an.

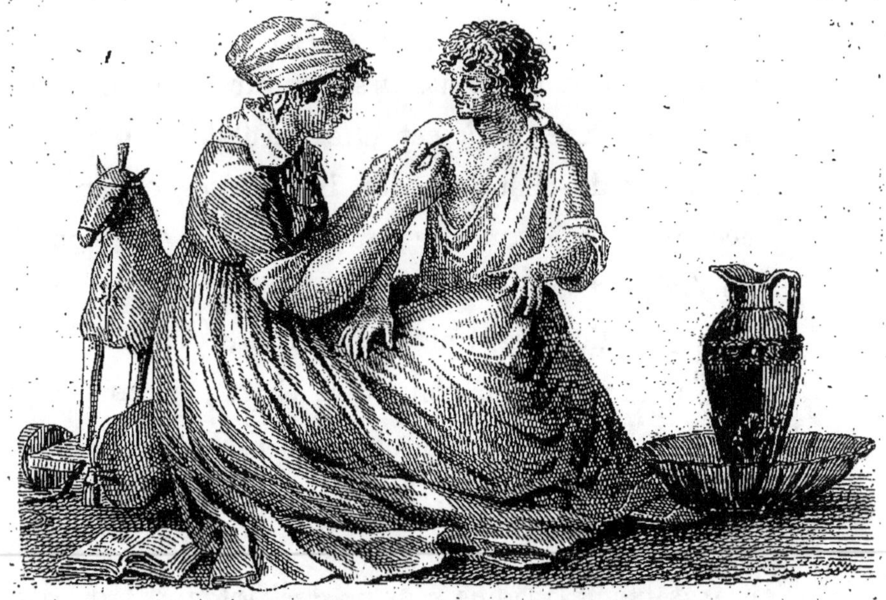

ETABLISSEMENT

POUR L'INOCULATION DE LA VACCINE.

QUAND M. Tenon, dans son rapport sur les vices
de l'Hôtel-Dieu, dont j'ai parlé au commencement
de ce mémoire, s'est plaint vivement de ce qu'on y
réunissait plusieurs maladies contagieuses, et a demandé que surtout on en éloignât la petite vérole,
dont le traitement a cependant continué à se faire
dans une des petites salles qui donnent sur la rue
de la Bucherie, il était loin de penser qu'un jour
l'art de guérir trouverait les moyens de neutraliser

ce fléau destructeur, qui exerce sur l'enfance de si terribles ravages, et assiége tous les âges de la vie.

L'inoculation avait déja présenté des résultats avantageux contre les effets du virus variolique, et le gouvernement voulant étendre les avantages de ce procédé, s'occupait de former un établissement public, où des secours auraient été offerts à la classe indigente de la société dans les tems les plus opportuns, et avec toutes les précautions qui en assurent le succès, quand une nouvelle découverte vint fixer l'attention publique, et promettre enfin un préservatif assuré, sans aucun mélange de dangers.

Je ne m'étendrai pas ici sur l'origine et les effets de la vaccine. Tout le monde sait que le docteur Jecner ayant remarqué que les femmes de campagne occupées à traire les vaches dans quelques cantons de l'Angleterre, et notamment dans le comté de Glocester, n'étaient jamais attaquées de la petite vérole, il soupçonna qu'elles étaient garanties de cette maladie par l'inoculation qu'elles recevaient naturellement des pustules qui surviennent au pis de ces vaches, et qu'on nomme en anglais *cowpox*. Il imagina, en conséquence, une inoculation artificielle de ces mêmes pustules, et le succès le plus complet couronna ses expériences multipliées. L'évidence succéda à la probabilité , et les savans les plus distingués approuvèrent et publièrent cette nouvelle méthode , qui fut bientôt adoptée en France , où l'on ne sait jamais rester en arrière pour tout ce qui est bon et utile.

Au mois de prairial an 8 , une réunion de citoyens philantropes se forma pour approfondir cette découverte , et en démontrer l'inappréciable avantage par des expériences authentiques. Une souscription fournit les fonds nécessaires à cet effet.

Un comité de médecins fut choisi parmi les souscripteurs. Il se chargea de diriger et de régulariser ses essais, de rédiger un code d'observations, enfin de propager les moyens d'inoculation. Le 13 prairial an 8 , la première expérience fut faite à Vaugirard , sur trente enfans, avec du vaccin qu'on fit venir de Londres. La matière extraite des premiers boutons servit à multiplier les expériences ; elles le furent presque à l'infini, et toutes furent couronnées de la plus parfaite réussite.

Toutes les autorités concoururent, d'un commun accord , à propager cette découverte. M. Lucien Bonaparte , alors ministre de l'intérieur, ordonna que la vaccine fut introduite dans les hospices. Ce généreux protecteur des sciences et des arts offrit de lui-même toutes les ressources qu'on pouvait attendre de sa bienfaisante prévoyance. M. Frochot, préfet de la Seine, près de qui une idée utile est la plus sûre des recommandations, l'administration des hospices, tous enfin eurent une part active aux succès de la vaccine.

Un local fut donné pour recevoir, inoculer et traiter les individus de la classe indigente qui désireraient jouir de ce bienfait pendant le cours de la maladie ; si toutefois ce nom convient aux légers effets de cette inoculation. Quinze lits furent en conséquence placés au Saint-Esprit, et cette utile disposition eut le double avantage d'étendre des secours précieux et de tourner au profit de l'art par de nouvelles expériences.

Une petite administration particulière fut chargée de l'organisation et de la comptabilité de ce nouvel hospice, jusqu'à ce que sa dépense, ainsi que cela se pratique en ce moment, fut payée par la caisse générale des hôpitaux.

Cette administration devint un centre qui contribua à la rapidité et la certitude des progrès. Les membres du comité étant la plupart chargés du service de santé des différens hospices de Paris, eurent occasion de réunir de nouveaux faits, qui tous furent déposés à ce point central , où ils ont été recueillis et où l'on vient de les mettre au jour.

Enfin ; par les encouragemens et les secours donnés par le ministre de l'intérieur , M. Chaptal, et dont nous avons un nouveau témoignage dans sa lettre du 14 floréal an 11 , les preuves et contre-preuves de cette précieuse découverte , ont été mises sous les yeux de l'Institut et d'autres Compagnies savantes, et ne laissent plus aucun doute. Tous les départemens ont suivi l'exemple de Paris ; on y a répété les expériences , on en a comparé les résultats. Des comités établis sur tous les points de la France ont correspondu avec celui de Paris, et en moins de deux ans la France entière et plusieurs nations de l'Europe se sont accordées malgré la censure amère de quelques contradicteurs , à bénir cet admirable préservatif d'un des plus cruels fléau de l'humanité , et à rendre des actions de graces à ses bienfaisans propagateurs.

BATIMENS

ET EMPLOIS ACCESSOIRES

aux Hospices et Hôpitaux de Paris.

J'AI indiqué au commencement de ce mémoire les divers établissemens accessoires aux hôpitaux et hospices de Paris. Je dois examiner chacun d'eux en détail, avant de passer à ce que j'ai à dire sur l'administration de ces maisons de bienfaisance. Je vais le faire le plus succinctement qu'il me sera possible.

SALLE

SALLE DES SÉANCES

du conseil des Hôpitaux.

Lᴇ préfet du département de la Seine étant président perpétuel du conseil, il paraît indispensable, pour la facilité de communications et la prompte expédition des affaires, en ce qui le concerne, tant en cette qualité de préfet, qu'en celle de président, que les membres du conseil soient toujours réunis à sa proximité; aussi s'assemblent-ils dans une des salles de la préfecture.

COMMISSION ADMINISTRATIVE

DES HOSPICES ET HOPITAUX.

LES bureaux de la commission administrative des hospices et hôpitaux de Paris et secours à domicile, sont à la place Notre-Dame.

C'est-là où est le secrétariat général, où sont les archives de tous les hôpitaux, tant supprimés qu'existans, où la commission fait élection de domicile pour tous les actes judiciaires, où elle donne audience au public, où elle reçoit les comptes et rapports de tous les agens, où est la caisse des hôpitaux et de l'agence des secours à domicile, où se versent les deniers de l'octroi, où se paient tous les loyers, fermages et arrérages de rentes, où se font les adjudications de toute nature, où s'exercent enfin tous les actes d'exécution administrative. Autrefois ce bureau se tenait chez M. l'archevêque de Paris, qui était président né de l'administration des hôpitaux et des secours en général. Mais en 1750 les affaires se trouvant très-multipliées, on sentit le besoin d'avoir pour les archives un local étendu, à proximité de l'administration qui se trouve sans cesse dans la nécessité de les compulser et à l'abri de tout incendie. On continua le bâtiment qui existait déja; on en fit un autre à côté (1), et on les disposa de manière qu'en cas d'évènement, le feu ne put pas se communiquer aux armoires qui renferment les cartons.

---

(1) Ces deux constructions furent faites, la première sur le terrein d'une maison qu'on avait démolie en 1748, et l'autre sur une autre démolition faite en 1734 pour cause de vétusté.

BUREAU CENTRAL

DE RÉCEPTION.

LE bureau central de réception, situé derrière Notre-Dame, sur le terrein qu'occupait l'ancienne chapelle de S. Jean-le-Rond, dont j'ai parlé dans une note historique au commencement de ce mémoire, est un des établissemens les plus utiles pour les hôpitaux et hospices de Paris.

Ce bureau était depuis long-tems reclamé par le bon ordre et l'économie, il évite toute confusion et réunit les plus précieux avantages.

Des officiers de santé instruits y discernent la nature de la maladie de l'individu qui se présente ; ils reconnaissent si son état exige un traitement suivi et méthodique, et s'il a réellement droit à un lit dans une de ces maisons qui sont uniquement consacrées aux secours que reclament des maux sérieux, ou si quelques conseils, quelques légers médicamens suffisent pour le rendre à la santé, sans l'enlever à son ménage et à ses habitudes. Ils administrent sur le

champ ces secours de circonstances ; et les hôpitaux
ne sont pas grevés d'une surcharge inutile.

On y examine aussi les titres qu'on peut avoir à
être admis dans un hospice d'indigens. On y distingue l'indigence absolue et bien constatée , qui réclame des secours pour la durée de la vie , d'avec
celle qui, tenant à quelques circonstances momenta-
nées , n'exige qu'un secours passager , qui rend au
travail et à leurs familles , les individus qui les reçoivent.

Enfin on y tient un registre exact du mouvement
et de la situation de tous les hôpitaux de Paris ; on
y a la connaissance précise du nombre de malades
et indigens qui y existent , et de celui qui peut y
être placé. On dirige , en conséquence , les individus
qui se présentent , suivant leur état et la quantité des
places vacantes dans telle ou telle maison ; et de-là
résulte une prompte application des secours , et leur
meilleure administration.

J'observerai néanmoins que dans les cas graves ,
extraordinaires et évidens , on ne refuse personne
dans aucun hôpital sur la simple présentation.

Ce bureau central est donc un bienfait de plus du
gouvernement actuel. Peut-être y aurait-il une nou-

velle économie à le réunir à celui de réception de l'Hôtel-Dieu, qui est parfaitement disposé pour remplir cette double destination.

PHARMACIE CENTRALE,

rue Notre Dame.

L'ÉTABLISSEMENT que S. Vincent de Paul avait formé au commencement du siècle dernier, sur le terrein de l'ancienne chapelle de Sainte Geneviève des Ardens, pour l'entretien des enfans abandonnés, s'étant trouvé trop resserré pour le nombre actuel de ces enfans, et le gouvernement ayant jugé convenable de donner une nouvelle forme à cette maison de secours, en réunissant à sa proximité les mères naturelles ou adoptives de ces enfans, on évacua le local de la rue Notre Dame.

On résolut dès-lors d'y établir une pharmacie centrale, où l'on s'occupât de toutes les manipulations, distillations, compositions ou décompositions chimiques, qui se faisaient précédemment dans chacun des établissemens particuliers ; mais cette centralisation n'eut sa pleine et entière exécution qu'en l'an 8, et c'est encore une des mesures que le gouvernement actuel peut mettre sur la liste de ses bienfaits (1).

____

(1) On est redevable de l'ordre qui a été établi dans le principe de cet établissement, à M. Parmentier.

Par le soin que l'administration a mis dans la formation de cet établissement, il produit une diminution considérable dans les dépenses, et offre, en
même tems, un vaste moyen d'étude et d'instructions,
bien au-dessus de ceux qu'on trouve dans les laboratoires particuliers des pharmaciens de Paris. A la
théorie qu'on va puiser dans les colléges entretenus
par le gouvernement avec une munificence bien digne
de lui, il ajoute la pratique et l'application des principes de la science dans la confection dé toute espéce
de médicamens.

Cet établissement est ponrvu de toutes les machines
et constructions nécessaires, pour entretenir et augmenter l'action du feu, et de tous les instrumens,
vases et récipients propres à la distillation et aux
autres opérations, etc.... Aussi peut-ou y opérer, et
y suivre, dans le plus grand détail, les diverses combinaisons de végétaux et de minéraux,

De vastes et beaux magasins servent, tant à la
conservation qu'à la dessication des simples, plantes
et fleurs ; d'autres sont destinés aux poudres, d'autres
aux substances minérales, d'autres enfin à toutes les
substances liquides, tant spiritueuses que simples

En un mot, cette pharmacie centrale renferme
tout ce qui est nécessaire pour fournir aux besoins

de toute espèce de la généralité des hôpitaux de Paris.
Depuis deux ans, elle a reçu, comme toutes les institutions qui ont trait à l'instruction, tout l'accroissement désirable. Une seule chose manque pour la
compléter entièrement, c'est un vaste emplacement,
montre ou boutique, comme on voudra l'appeller,
qui mette en évidence sous les yeux du public, le
résultat de toutes les opérations chimiques qui *s'y*
font journellement, et qui en présente les produits
classés méthodiquement. La science y gagnerait encore, et le gouvernement aurait obtenu parfaitement
le but qu'il s'est proposé dans cet établissement qui,
tel qu'il est, fait le plus grand honneur à sa bien-
veillante sollicitude.

CIMETIÈRES.

Il y a, pour la sépulture des individus décédés dans les hôpitaux de malades, deux cimetières ; l'un situé à l'extrémité du faubourg S. Victor, qui est vulgairement connu sous le nom de Clamard (1), et contient environ un hectare de superficie, et l'autre, à la butte du Mont Parnasse, spécialement destiné à l'hôpital de la Charité.

Ces deux terreins pourraient suffire si, dans le tems de la révolution, on ne s'en était pas servi pour la sépulture commune des quartiers qui les avoisinent, d'où il résulte que les cadavres les couvrent à peu-près dans toute leur étendue.

La salubrité publique exigerait donc qu'on les laissât reposer, et qu'on en employât d'autres, jusqu'à ce qu'on ait acquis la certitude de la décomposition totale du corps.

Je renouvellerai à cet égard une proposition que j'ai faite, il y a dix ans, pour le cimetière de l'hô-

______

(1) Ce terrein a été acheté en 1545, en vertu d'un arrêt du parlement.

pital S. Antoine, et qui me semble devoir être prise en considération. On devrait ordonner que les cadavres ne soient pas enterrés à une profondeur de plus d'un demi mètre, afin que la décomposition s'opérant en dix-huit mois au plus, on pût, sans danger, renouveller souvent le terrein.

L'hôpital S. Louis a son cimetière dans son enceinte ; S. Antoine, et les autres petits hôpitaux, envoyent aux cimetières publics les plus rapprochés.

BOULANGERIE.

AUTREFOIS l'administration de l'Hôtel-Dieu, recevant directement les loyers de ses fermes, faisait manipuler la farine nécessaire à la consommation de cet hôpital, dans des pièces qui en faisaient partie. Cette farine était déposée dans des magasins qui existent encore, rue du Fouarre, et communiquent à l'Hôtel-Dieu par des souterreins qui passent sous la rue de la Bucherie. Ce dépôt fournissait, en même tems, l'hôpital S. Louis qui, comme je l'ai dit, était une annexe de l'Hôtel-Dieu.

Depuis que les hospices d'indigens ont été réunis à ceux des malades sous une même administration, la consommation étant devenue très-considérable, il a fallu chercher, pour la fabrication du pain, un local très-vaste, et qui fût déja pourvu de tous les objets nécessaires à la manutention et a l'enmagasinement. On prit donc le local qui servait à l'hôpital géneral, c'est-à-dire, la maison de Scipion, faubourg S. Marcel, où était aussi la boucherie de ce même établissement, etc. (1).

____

(1) Cet établissemeut est dû aux soins de M. Parmentier, qui en l'an 4 en fut chargé par le gouvernement.

BOUCHERIE

DES HOPITAUX DES MALADES.

L'HÔTEL-DIEU réunissait dans son enceinte, comme le dit M. Tenon, tout ce qui était nécessaire à l'exploitation de chacune des parties de son service , et par suite de cette réunion, les souterreins du bâtiment , dit le couvent , qui avait été continué pour remplacer les salles du légat, furent disposés de manière à former des échaudoirs, tueries et fonderies. En 1793 même, je reçus ordre du comité de salut public, de faire, sous 24 heures, dans ces souterreins les dispositions nécessaires pour y établir la boucherie des 48 sections de Paris. Cette mesure eut son exécution pendant six mois. Je laisse à penser combien elle apportait d'obstacles au rétablissement des malades , et augmentait la somme de leurs maux, par l'embarras et le bruit que cette boucherie occasionnait, et par l'odeur infecte qu'elle répandait dans l'hôpital.

Enfin , à force de sollicitations , on obtint que cette boucherie et ses accessoires , seraient transférés au ci-devant couvent des Bernardins.

Ce local, dont les salles du rez-de-chaussée étaient voutées et d'une largeur et hauteur considérables , était parfaitement propre à cet établissement. On y construisit une étable, et enfin on y réunit toutes les convenances nécessaires , à l'exception néanmoins d'une quantité d'eau suffisante ; une seule pompe souvent à sec , ne la fournissait que dans une faible proportion.

Depuis que l'approvisionnement de Paris en bestiaux, se fait par la voie du commerce, la convention nationale céda, par un décret spécial, l'emplacement des Bernardins pour l'usage des hôpitaux. C'est-là que tous les abats pour la subsistance des hôpitaux, se sont constament faits , jusqu'au régime des entreprises , qui prirent chacune les moyens qu'elles jugèrent les plus convenables et les plus économiques, pour le service dont elles étaient chargées.

Ce tableau des accessoires des hôpitaux prouve évidemment combien on s'est occupé de tout ce qui pouvait tendre au meilleur ordre et à la meilleure administration du service. Il ajoute à la reconnaissance pour le gouvernement actuel , auquel on doit la formation d'une grande partie de ces établissemens.

Les hôpitaux des malades de Paris ont donc dès ce moment tout ce qui est nécessaire à leur destination. Le terrein qu'occupent ces hôpitaux et leurs dépendances est d'environ 40 hectares, c'est-à-dire, plus considérable que le château des Thuileries, avec les jardins et les cours.

ADMINISTRATION DES HOPITAUX.

LA source du bien qui s'opère dans une partie quelconque du service public, est sans contredit dans l'administration qui en est chargée. La forme et la composition de cette administration est donc le premier objet qui doit fixer l'attention du gouvernement : j'applique ce principe aux hôpitaux.

Suivant la méthode que je me suis tracée dans cet ouvrage, je me bornerai à présenter des faits, et les réflexions qui en naîtront seront plutôt indiquées que développées. Heureux si de mes observations et de mes recherches peuvent résulter quelques idées utiles.

L'administration des hôpitaux de malades ayant constamment , jusqu'au moment de la révolution , été entièrement distincte de celle des hospices d'indigens, j'ai cru devoir traiter cette matière dans cette partie de mon mémoire.

Ce dont il me restera à parler dans la seconde partie me fournira d'assez volumineux détails , puisque j'aurai à donner la statistique d'établissemens qui contiennent plus de dix mille individus de tout pays,

de

de tout âge et de tout sexe , recevant des secours
pour cause d'indigence ou d'infirmités , ou soumis à
une réclusion de surveillance ou de correction. Ces
établissemens sont : la Salpêtrière ou maison nationale
des femmes (1); Bicêtre ou maison nationale des
hommes (2); la Pitié où sont les enfans orphelins;
les Orphelines , faubourg Saint Antoine ; la Maternité ; la Couche ; les Petites-Maisons , et la maison
de réclusion de Saint Lazare.

Ces détails me mèneront à un examen des avantages ou des inconvéniens que présentent les secours
donnés par le gouvernement, soit à domicile, soit
comme charité industrielle. Je donnerai tous mes
soins à rendre cette seconde partie aussi intéressante
qu'utile : je reviens à l'administration des hôpitaux.

La direction des aumones et secours de toute
espèce que reclament les maux de l'indigence , fût
d'abord entièrement abandonnée aux soins du clergé.
Le peuple lui confiait le dépôt de sa bienfaisance ou
de ses acquits de conscience , et lui en laissait la
libre disposition. C'est sans doute par suite de cet

______

(1) Son terrein immense, la quantité d'individus qu'elle contient ,
l'irrégularité de ses bâtimens, ses rues, ses cours, ses jardins, sa chapelle , tout y offre l'aspect d'une ville du troisième ordre.

(2) Il a la même disposition que la Salpêtrière ; et représente parfaitement un gros bourg.

M

état de choses qu'on voit en France que presque tous les hôpitaux dont la fondation remonte à des tems reculés, sont placés près des cathédrales et des palais épiscopaux. Ce ne fut qu'en l'an 1505, par un édit enregistré au parlement, en date du 2 mai, que l'administration temporelle de l'Hôtel-Dieu de Paris fut remise à des directeurs laïcs.

Depuis cette époque jusqu'à la révolution, la forme de cette administration a peu changé. Ceux qui la composaient conservaient encore le titre de gouverneurs ou administrateurs, qui leur avait été donné en 1545 (1).

En 1656, la grande quantité de mendians qui surabondaient dans Paris et assiégeaient ses habitans, détermina Louis XIV à fonder la Salpêtrière, et ce fut le 27 avril de la même année que fut créée une seconde administration pour les indigens, connue sous le nom d'administration de l'Hôpital général. Elle fut composée de 26 membres, et reçut successivement les moyens nécessaires pour remplir le but de sa formation, soit par des donations particulières, soit par des contributions municipales, soit par des produits

____

(1) Cette qualification est employée dans un ordre du 8 août 1545, d'acheter deux arpens de terrein, proche et hors de Paris, pour former un cimetière.

de loteries qui lui furent affectés ; mais ces revenus furent toujours distincts de ceux accordés à l'Hôtel-Dieu et aux hôpitaux en dépendans. Ceux-ci restèrent sous la main des administrateurs ou gouverneurs dont je viens de parler.

Je n'entrerai pas dans l'examen des motifs qui ont déterminé, en 1791, la réunion de ces deux administrations en une seule, tant pour ce qui concerne la direction des biens, que pour la surveillance du régime intérieur. Je ne dois parler ici que des devoirs et des droits de celle de ces deux administrations qui embrassait les secours à donner aux malades et des ressources qu'elle trouvait pour remplir le but intéressant de son institution, et augmenter le bien être des malheureux. Ces ressources qui consistaient spécialement ; 1º. dans l'ordre et l'économie de ses moyens, et dans leur peu de complication, résultat de la nature et de l'étendue de ses pouvoirs ; 2.º dans son crédit, résultat de la considération attachée à chacun de ses membres ; 3.º dans l'ensemble de ses mesures, résultat de sa centralisation ; ces ressources, dis-je, l'ont bien long-tems mis à portée de ne reclamer qu'avec une extrême discrétion l'assistance du gouvernement, dont elle était pour ainsi dire indépendante., sauf le droit de surveillance qu'il avait dû se réserver d'exercer sur elle dans tous les tems et dans toutes les circonstances. En passant en revue les différentes formes qu'a subies cette administration, j'indiquerai le bien que chacune d'elles a été dans le cas d'opérer; et ces faits me mèneront à quelques questions générales sur la nature de cette administration, et de toutes celles qui ont pour but la charité publique.

Les premiers bienfaits des rois pour les établissemens hospitaliers, consistèrent en exemptions des droits de péages aux portes et barrières de Paris pour les denrées et autres objets destinés à la consommation des pauvres. On peut voir à cet égard les édits de S. Louis des années 1248, 1255 et 1259, enregistrés par le parlement d'alors, et confirmés par tous les rois qui lui ont succédé. Ces immunités prouvent qu'on a senti en tous tems la nécessité de dégager de toute espèce d'entraves l'administration des secours donnés aux malheureux malades; et si dès-lors elle a éprouvé quelques difficultés, elles provenaient uniquement de la mésintelligence qui éclatait souvent entre les proviseurs ecclésiastiques, qui tenaient leur charge du légat et de l'évêque, et les commissaires que le roi et le parlement envoyaient pour améliorer le sort des malades. Enfin, en 1505 le roi demanda aux prévôt et échevins de Paris qu'ils lui désignassent huit bourgeois capables de gérer le temporel de l'Hôtel-Dieu; et le 12 janvier 1648 ce nombre fut porté à douze. Ils se divisèrent en départemens pour répartir entr'eux les soins et la surveillance, d'une manière plus convenable. Depuis cette époque jusqu'à la révolution, leurs successeurs ont conservé l'usage de s'assembler les mercredi et vendredi de chaque semaine, pour délibérer en commun et rendre les décisions nécessaires d'après les rapports de chacun d'eux sur la partie dont il était chargé.

Cette forme d'administration établie seulement pour les hôpitaux de l'Hôtel-Dieu, de Sainte Anne, de Saint Louis et de Saint Marcel, auxquels on ajouta depuis les Incurables et les Vénériens, subsista pendant environ 300 ans; et Louis XIV lui-même qui eût le bonheur de réunir sous son règne les talens les plus surprenans dans tous les genres, crut devoir conserver cette administration séparée, convaincu sans doute de cette vérité que les secours dus aux pauvres malades doivent leur être assurés d'une manière certaine et indépendante de toute circonstance.

Lorsqu'en 1651 les administrateurs mirent sous les yeux de ce monarque et sous ceux du public, l'état au vrai des revenus de l'Hôtel-Dieu de Paris et de sa dépense journalière pour l'entretien de 1800 malades qu'on y soignait habituellement, il en résulta qu'alors la dépense excédait annuellement la recette de 67,311 fr. Il n'est pas de bienfait que Louis XIV ne se soit plu à répandre sur cet établissement ; octrois, immunités, il accorda tout ce qu'on put désirer, et réchauffa par ses invitations et son exemple, le zèle charitable des particuliers. L'effet de cette munificence vraiment royale fut tel, que l'administration se trouva en état par ses propres moyens, d'entretenir à l'Hôtel-Dieu plus de trois mille malades ; à S. Louis cinq ou six cens ; autant aux Incurables, et quelques uns encore, en petit nombre, il est vrai, à Sainte Anne et aux Vénériens. Peu d'augmentations eurent lieu dans les siècles suivans, et les moyens se soutinrent au même niveau. Ils consistaient en biens ruraux, en maisons à Paris, exemptes d'impositions, et en rentes sur l'état. Ils se composaient encore du quart du produit des spectacles, de l'exemption des droits d'entrée, d'aumones recueillies dans les églises et de quelques droits de dixmes. Ces revenus furent constamment administrés avec un ordre tel, que malgré les dépenses faites peut être avec une trop libérale profusion pour une aussi grande quantité de malades, il s'est encore trouvé au moment où l'administration a été dissoute, une économie de 5oo,ooo fr. et une provision de *quinze cens sacs de farine*, qui sont devenus une ressource pour la Commune de Paris, dans la disette de bled qui s'est fait sentir au commencement de la révolution. Ces heureux résultats prouvent plus évidemment que tous les renseignemens possibles, l'avantage inappréciable pour les établissemens destinés au soulagement des malades, d'avoir leurs ressources fondées sur des revenus à l'abri de toute variation, et d'être régis par un centre de volonté, où le bien se conçoit et s'opère sans obstacle comme sans retard. C'est en revenant à ce principe de centralisation, que chaque partie du service public s'améliore de jour en jour. Si nous remontons jusqu'au gouvernement, nous reconnaîtrons que c'est à ce même principe que nous devons le bonheur dont nous jouissons depuis quatre ans. J'aurai plusieurs fois occasion de revenir sur cette vérité, que j'ai déjà indiquée plus haut.

Les douze administrateurs, comme j'ai été à portée de le voir par moi-même, exerçaient chacun directement une surveillance très-active sur le département qui leur était dévolu. Ils travaillaient avec les agens, recevaient leurs rapports, voyaient par eux-mêmes et apportaient à la discussion générale une masse

d'observations certaines, et de réflexions approfondies.

Il est facile de penser que cette discussion n'avait
d'autre but que le mieux possible, que la décision
qui la terminait était suivie d'une prompte exécution,
puisque tous les moyens étaient réunis dans les mêmes
mains.

C'est ici le lieu d'examiner les élémens qui doivent
composer une administration d'hôpitaux de malades.
Ils sont simples et me paraissent devoir être les
mêmes dans tous les tems. Il n'en est pas ainsi des
hospices d'indigens.

Ces derniers sont consacrés à des secours qui ne
sont pas reclamés par une circonstance aussi pressante
que celle de la maladie. Ces secours doivent être administrés avec le plus grand discernement et intéressent essentiellement les mœurs, la police, la politique
même. Ils se lient enfin d'une manière directe avec
les bases de la félicité publique. Ils ont fait l'objet des
méditations profondes des philosophes de tous les
pays ; mais dans plus de cent volumes écrits par nos
compatriotes (1), ou traduits des écrivains étrangers,

______

(1) Liancourt, Clément de Boissy, de Charost, Desmousseau,
Cabanis, Mauduit, Delaporte, etc. Voyez aussi les rapports faits tant
à l'assemblée Constituante qu'à la Convention.

(185)

(1), qui ont paru en France depuis quelques années ;
à peine y a-t-il cent pages sur les hôpitaux de malades ; tandis que ces écrits traitent longuement des
secours à donner aux indigens.

On y examine les moyens de rendre ces secours
profitables à l'individu qui les reçoit, et en même tems
au gouvernement qui les donne. On y discute les
raisons pour et contre les établissemens de charité.
On y donne des moyens d'utiliser par le travail les
indigens, les estropiés même qu'on reçoit dans ces
établissemens. On y présente des plans propres à
prévenir la misère et à diminuer en conséquence la
nécessité de la soulager.

Enfin, tous les écrits pleins de réflexions qui n'ont
pu être dictées que par le zèle le plus pur pour l'humanité, et qui doivent être recueillies par le même
sentiment, prouvent l'importance de cette matière et
la multiplicité des points de vue sous lesquels on
peut l'envisager.

Les établissemens pour les indigens dépendent
donc d'une infinité de circonstances, et peuvent varier
à l'infini. Ceux pour les malades ne le peuvent dans
aucun cas.

____

(1) Howard, Bentham, John, Makfarland, Rumfort Burst. Les
écrits de ces auteurs sont recueillis dans un seul corps d'ouvrage, intitulé :
Mémoire sur les établissemens d'humanité.

Mille causes que la police peut prévenir peuplent les premiers. La fainéantise, le libertinage, l'ivrognerie, l'abus funeste des liqueurs fortes, auquel le peuple s'est adonné depuis quelques années ; l'inconduite enfin, sont souvent les causes premières qui réduisent tant d'individus à y demander leur admission. Qu'on fasse une revue exacte de Bicêtre et de la Salpêtrière, on verra peu d'exceptions à cette triste vérité.

Une seule cause, au contraire, toujours respectable, presque toujours indépendante de la conduite du malheureux qui en souffre, la maladie, peuple l'Hôtel-Dieu et les autres hôpitaux du même genre, l'influence des saisons sur des individus qui ne peuvent pas se garantir de leur intempérie, ou des accidens, suite nécessaire, des dangers attachés à la plus grande partie des professions mécaniques, y conduisent la presque totalité de ceux qui y sont admis. Citerai-je des exemples à l'appui de cette assertion ? dirai-je que l'ouvrier qui travaille sur les toîts ou sur des échaffauts élevés, est souvent exposé à des chûtes très-dangéreuses ? que celui qui emploie du fer rouge ou du plomb en fusion, peut recevoir des atteintes funestes de ces matières brûlantes ? qu'une femme exposée dans un marché aux inconvéniens de la foule.

et à la rigueur de l'air peut éprouver mille accidens, qui deviennent extrêmement graves, suivant l'état où elle se trouve ? parlerai-je des maladies internes qui tiennent à tant de causes qu'on ne peut pas prévoir ? ajouterai-je que la plupart des individus qui remplissent en ce moment nos atteliers, ont rapporté des camps où ils ont glorieusement servi, le germe d'une infinité de maux, suite inévitable des fatigues et des dangers de la guerre ? tout le monde, sans doute, trouverait ce détail superflu. Il n'est personne qui ne soit pleinement convaincu de ce que j'avance, et une revue exacte des hôpitaux le prouverait incontestablement.

La ligne de démarcation existe donc de la manière la plus positive entre les deux genres d'établissement. Je reviens aux élémens qui doivent composer l'administration des établissemens destinés à recevoir les malades.

Le médecin est le juge naturel de l'admission des individus. Personne ne peut le suppléer. C'est aussi lui qui nécessairement est la cheville ouvrière de tout le régime intérieur, puisqu'il s'agit de soigner et de guérir. Il doit être le provocateur de toutes les mesures qui intéressent les malades.

L'ordonnateur des bâtimens concourt avec lui à

toutes les dispositions qui peuvent assurer la salubrité et la meilleure exécution de service. Il donne à toutes les parties la solidité convenable pour prévenir ou diminuer, autant que possible, la dépense des réparations. Il soigne les détails de ses constructions de manière à réduire au moins possible la consommation des combustibles, qui est un objet si considérable dans un hôpital. Enfin, il contribue puissamment à l'amélioration du sort des malades et à l'économie des deniers destinés à leur soulagement.

Des agens versés dans la comptabilité et dans la conduite des affaires contentieuses, forment la partie extérieure de l'administration, régissent les biens fonds, en touchent les revenus, et proposent toutes les mesures qui tendent à la conservation et à l'amélioration de ces biens.

Tous ces fils réunis dans la main d'une administration qui sait habilement les mettre en jeu, et qui a tous les pouvoirs nécessaires pour opérer le bien directement et sans retard, doivent, ce me semble, amener les résultats les plus simples, les plus prompts, les plus parfaits qu'on puisse désirer.

Cette administration, que je place au centre de ce système, et qui ne formerait, pour ainsi dire, qu'une seule tête, rentre dans ce principe général d'unité, devenu celui de notre gouvernement et de toutes les branches de l'administration.

En 1780, sous le ministère de M. Necker, on sentit la nécessité de porter sur les hôpitaux une attention particulière. Un commissaire général (1) fut chargé de répandre par toute la France, et d'étendre uniformément sur tous les établissemens de malades, les bienfaits de plusieurs découvertes qui, depuis quelque tems, avaient donné les moyens de procurer la salubrité, le meilleur et le plus prompt de tous les curatifs. La mesure que prit alors le gouvernement, et qui est conforme au système que je viens d'établir, était peut-être la seule qui pût atteindre le but qu'on se proposait. Ce commissaire, ou inspecteur général, doué de toutes les qualités que requérait cette importante fonction, portait la lumière jusque dans les plus petits détails de toutes les maisons de secours, recherchait et indiquait la source des abus de toute espèce, éclairait, à cet égard, la bienfaisance du gouvernement, et provoquait toutes les mesures de réforme et d'amélioration. Le régime intérieur des hôpitaux, et la salubrité tant intérieure qu'extérieure des bâtimens, étaient soumis à son ins-

____

(1) M. Colombier. J'ai déja eu occasion de parler de lui relativement à l'hospice Necker.

pection. Il se concertait sans cesse avec les médecins de gouvernement, pour ajouter à ses lumières particulières celles qui tiennent essentiellement à l'art de guérir. Enfin il était l'œil par lequel le gouvernement appercevait le mal à réparer et le bien à faire. Aussi de cette époque datent un grand nombre d'améliorations importantes. Dès-lors furent conçus ces plans utiles dont notre gouvernement a su apprécier le mérite, et dont l'exécution est due à sa généreuse activité, comme je l'ai prouvé dans le courant de ce mémoire.

Cet inspecteur des hôpitaux ne contrariait en rien l'administration de l'Hôtel-Dieu, toujours indépendante et maîtresse de ses moyens, et les appliquant aux projets d'amélioration qu'il lui proposait.

Les bouleversemens politiques ayant depuis ébranlé toutes les branches de l'administration, celle des hôpitaux subit plusieurs changemens successifs.

Vers la fin de 1790, les anciens gouverneurs ou administrateurs de l'Hôtel-Dieu cessèrent leurs fonctions, et le département de Paris nomma trois membres pour les remplacer (1). Il était impossible de faire un meilleur choix sous tous les rapports, et ces

____

(1) MM. Cabanis, Thouret et Thion de la Chaume.

estimables fonctionnaires opérèrent tout le bien dont
les circonstances leur laissèrent la possibilité. Entra-
vés par la disette, qui commençait à se faire sentir,
contrariés par la lutte continuelle de la commune
qui rivalisait avec l'administration départementale
nouvellement organisée, et n'ayant pas la force nécessaire pour soutenir convenablement cette lutte,
que de difficultés n'eurent-ils pas à combattre ? C'est
à cette époque cependant que fut fait le premier pas
si important vers le bien, cette première des réformes
si ardemment souhaitées ; je veux dire, la réduction
à une seule place de tous les lits de l'Hôtel-Dieu et
de l'hôpital de S. Louis.

En 1793, la commune de Paris, qui l'avait em-
porté sur le département, et s'était arrogé le droit
de gouverner souverainement toutes les administrations dans l'étendue de son enceinte, choisit trois
commissaires pris dans son sein, pour régir et administrer les hôpitaux, les prisons, et en général les
travaux publics. Ils furent bientôt remplacés par cinq
autres membres, à la tête desquels était le maire de
Paris.

Ensuite le comité de salut public nomma, pour
les hôpitaux de toute la république, deux commissaires faisant partie d'une des douze commissions exé-

cutives, qui entrèrent alors dans la composition du gouvernement. L'un fut chargé des hôpitaux civils (1), et l'autre de ceux, dépendant de la guerre (2). Les troubles révolutionnaires, les oscillations continuelles d'un gouvernement mal assis, l'incertitude des relations, les difficultés de tout genre, durent rendre cette gestion bien pénible, et semblaient devoir s'opposer à ce qu'elle pût produire aucun bien. Cependant l'administration de ce commissaire des hôpitaux civils, formant un centre unique de volonté et d'exécution, fut encore marquée par une infinité d'actes utiles, par des projets excellens, par des améliorations essentielles. C'est elle qui jeta les premiers fondemens de l'hôpital de S. Antoine, de l'hôpital de Baujon, de ceux de la Maternité et de la Couche. C'est par elle que les écoles cliniques furent établies à la Charité et à l'Hôtel-Dieu. C'est par elle encore que fut formé l'hospice des Vieillards aux Récollets. Ce fut elle enfin qui fit opérer cette mesure si nécessaire, le principe de tout bien subséquent, la restitution des biens aux hôpitaux.

La réorganisation du ministère, sous le directoire, en l'an 4, ne changea rien à l'administration des hô-

______

(1) M. Dernieau.
(2) M. Martigue.

pitaux civils ; quoique comprise dans les attributions du ministère de l'intérieur, Benezech, elle fit une des divisions de son département, et resta entre les mains de M. Dernieau.

Une loi du 16 vendémiaire an 5, créa une commission des hôpitaux, et ne tarda pas à recevoir son exécution. Le choix que fit le gouvernement des cinq individus qui durent la composer, prouve l'intérêt qu'il mettait à sa bonne organisation. Aussi justifia-t'elle pleinement les espérances que le nom seul de ses membres (1) avait fait concevoir. Elle s'occupa d'abord de faire des dispositions qui pussent être en harmonie avec les nouveaux moyens monétaires, lesquels commençaient à reparaître, et de réduire les dépenses qui avaient été basées sur l'immense profusion des assignats. Elle fit une nouvelle organisation du personnel, changea les agens, etc. Enfin à la place du plus affreux désordre, elle remit l'ordre, qui est le principe de toute économie. Elle eût sans doute encore opéré beaucoup de bien, mais les membres qui la composoient, furent bientôt arrachés à leurs importantes fonctions ; et depuis, jusqu'au gouvernement consulaire, plusieurs variations eurent lieu successivement. Tous ces changemens laissèrent

____

(1) MM. Anson, Thouret, Soreau, Lecamus et Levasseur.

N

peu la facilité de concevoir des projets, encore moins de les exécuter. Depuis, cette commission fut souvent renouvellée.

En l'an 8, sous le ministre Lucien Bonaparte, il y eut encore un inspecteur général des hôpitaux (1) ; mais un voyage que fit cet inspecteur, lui ayant fait remettre sa place entre les mains du ministre, on n'en a plus nommé.

Enfin le 27 nivose an 9, un arrêté des Consuls organisa l'administration des hôpitaux et hospices civils de la commune de Paris, ainsi qu'il suit.

1.º Un conseil général d'administration, composé de onze membres, dont les premiers choix ont dû être faits par le ministre de l'intérieur, sur la présentation du préfet.

2.º Une commission administrative, composée de cinq membres, dont le choix doit toujours être fait ainsi que je viens de le dire.

Le conseil général a la direction universelle de tous les établissemens de secours. Il délibère sur tout ce qui intéresse leur service, leur conservation et la gestion de leurs revenus. Il fixe le montant des dépenses en tout genre ; arrête l'état des recettes, et celui des améliorations. Il réunit, à ces détails, l'ad-

____

(1) M. Paroisse.

ministration des secours à domicile et du bureau des
nourrices. Ses membres exercent gratuitement les
fonctions qui leur sont confiées.

Le préfet du département en est président né ; le
préfet de police et l'archevêque de Paris en sont
aussi membres, par la seule nature de leurs fonctions.

La commission administrative est chargée, sous sa
responsabilité personnelle, de l'exécution des délibé-
rations du conseil ; elle est également responsable
de la gestion des agens et employés qu'elle doit surveiller.

Il était difficile de faire un choix plus heureux que
celui de tous les respectables membres de cette administration. Il n'y en a pas un seul qui ne soit recommandable par des talens supérieurs et par la plus
exacte probité. Plusieurs occupent des places distin-
guées dans le gouvernement ; d'autres jouissent parmi
leurs concitoyens, de la plus haute considération ;
tous sont animés du zèle le plus actif et le plus infatigable pour le bien de l'humanité. La philantropie
la plus dévouée, l'économie la plus sévère, président
à toutes leurs démarches ; il n'est pas de détails si mi-
nucieux dans lesquels ils ne daignent entrer, s'ils y
voyent un moyen d'arriver à un résultat qui produise
le moindre avantage.

N 2

En examinant en détail chacun des hôpitaux de malades de la ville de Paris, j'ai montré les améliorations sensibles qui s'y sont opérées, et dont l'effet a été, 1.º d'abréger les convalescences; 2.º de diminuer le nombre des malades, et, par conséquent, d'économiser les deniers du gouvernement, qui dépense annuellement plus de vingt millions pour tous les hôpitaux de la république.

« Ce centre de bienveillance éclairée et active du gouvernement, étend sans doute son influence sur les départemens. Pourquoi ne les ferait-on pas jouir des mêmes bienfaits ? car il y a aussi dans les hôpitaux et dans les maisons de détention des autres grandes villes de France et de celles d'un ordre inférieur, des abus à réparer, et des améliorations à faire pour les assainir. Ils doivent participer aux progrès qu'ont faits dans la capitale ; les sciences physiques, lesquelles ont jetté tant de lumière sur l'art de bien disposer le sejour des malades indigens et des détenus. C'est de ce foyer commun que doit partir la surveillance qui portera dans ces établissemens, la salubrité, l'ordre et l'économie.

Après avoir exposé des faits, je finirai ce que j'ai à dire de l'administration des hôpitaux, par quelques

réflexions que je soumets à l'examen du gouvernement et des hommes éclairés qui ont médité sur ce
sujet.

RÉFLEXIONS

RELATIVES

A l'établissement d'un hôpital suffisant pour procurer des secours à tous les malades d'une ville du premier ordre.

MOYENS de le former de la manière la plus favorable à la salubrité, à la surveillance et à l'économie.

J'AI dit précédemment que des préventions justement conçues contre l'Hôtel-Dieu de Paris, avaient fourni les motifs plausibles de tous les rapports que firent, sur cette matière, vers la fin du siècle dernier, des hommes distingués par leurs talens. Les opinions néanmoins différaient. Les uns voulaient autant d'hôpitaux qu'il y avait alors de paroisses, c'est-à-dire, au moins cinquante ; d'autres croyaient que quatre suffiraient pour cette capitale. C'était l'opinion de l'académie des sciences.

Dans un autre mémoire très-étudié et très-détaillé (1), on s'appliqua à prouver qu'un seul hôpital contenant 6,000 lits, serait moins dispendieux à construire, plus facile à surveiller, et plus promptement exécuté, non-seulement que ceux destinés à chaque paroisse, mais même que les quatre dont l'établissement semblait adopté. Il était d'ailleurs évident que la distribution et la fourniture des secours s'y feraient à moins de frais.

Je ne ferai point l'énumération des motifs présentés pour appuyer ou contredire ces divers plans. Je me bornerai à appliquer à celui qu'avait proposé l'académie, le mot de Solon sur les loix qu'il donnait aux Athéniens : *que si ce n'était pas les meilleures, c'était du moins celles qui convenaient le mieux aux circonstances.*

Néanmoins, de ce qu'il a été reconnu que pour une grande ville comme Paris, il valait mieux avoir quatre hôpitaux d'un ordre inférieur, qu'un hôpital unique, tel que celui qui existait en 1785, où 3,800 malades de toute espèce, étaient entassés sur une superficie de quatre arpens, laquelle réunissait encore toutes les dépendances d'un pareil établissement ; on aurait tort, ce me semble, de conclure que dans une création à faire, il serait plus

_____
(1) Essai sur les hôpitaux.

N 4

avantageux d'avoir plusieurs hospices qu'un seul, où l'on pourrait réunir tout ce qu'exigent les secours à donner aux malades. On ne peut nier que du système d'un hôpital unique, il ne résultât une grande économie dans les moyens d'exécution, une grande facilité dans ceux de surveillance, une utile uniformité dans le régime médical ; enfin une grande facilité de corriger promptement les abus qui tendent sans cesse à s'introduire, soit par la pente naturelle au relâchement, soit par quelques variations dans les principes administratifs.

On doit ajouter à cela, que même dans une grande ville, les ressources dans l'art de guérir, et les talens qui assurent une bonne manutention, ne sont pas toujours en raison du besoin. Il est assurément moins facile de trouver quatre médecins habiles et quatre administrateurs expérimentés, que d'en trouver un seul.

Enfin, les motifs allégués pour établir le système de la pluralité des hôpitaux ; savoir : l'entassement, l'insalubrité des malades, etc. n'avaient pour preuve spécialement démonstrative, que ce qui se passait alors à l'Hôtel-Dieu ; puisqu'au tableau effrayant que présentait cet hôpital, on pouvait opposer l'exemple d'autres pays, où des maisons de secours réunissent une aussi grande quantité de malades sans les mêmes inconvéniens. On peut citer Portsmouth et Plimouth en Angleterre ; à Rome, l'hôpital du Saint-Esprit, qui contient 1800 malades ; celui de Lyon; celui de Vienne, où l'on en reçoit jusqu'à 3,000 ; enfin celui de Naples où l'on en admet à-peu-près autant. Dans tous, même dans ceux qui sont situés dans les pays chauds, la mortalité n'excède pas un dixième.

Il ne s'agit que de donner aux bâtimens, l'étendue et la disposition convenable, pour que la quantité de malades ne rende pas l'air moins salubre. On parviendra à ce but en augmentant la superficie. Plus d'étendue permettra de donner aux lits l'espacement nécessaire. Chaque malade aura la quantité et la qualité d'air respirable dont il a besoin. En effet, il est reconnu en physique que la salubrité de l'air ne consiste pas précisément dans la soustraction des causes d'insalubrité, mais dans la combinaison et la juste proportion des élémens qui composent l'air qui nous est propre. Ce n'est donc plus qu'un calcul purement arithmétique du ressort des savans, et un problême que la physique et la chimie résoudraient aisément, s'il restait encore des doutes à cet égard.

Quant à l'économie dans la bâtisse et dans les autres dépenses, il est également facile de démontrer que

le système d'un hôpital unique en produit une considérable. En effet, pour 2,000 malades réunis dans
un même établissement, il ne faut qu'une vaste cour,
un grand promenoir, une cuisine, un bureau de
réception, etc. Il suffit d'un chirurgien major, d'un
économe; et pour quatre hôpitaux de 500 malades
chacun, il faut quadrupler ces moyens. Or, cela
n'est pas toujours aisé quand on veut atteindre à la
perfection dans la recherche du savoir et du talent.

Je n'insisterai pas sur les inconvéniens qui résultent nécessairement de la multiplicité des hôpitaux.
Le moindre serait qu'aucun ne fût régi d'après les
mêmes principes, avec la même exactitude, avec
la même perfection de talens administratifs ou
curatifs.

Mais si, pour une ville nouvellement construite ou
pour une grande cité qui n'aurait point encore
d'hôpital, on me faisait l'honneur de consulter mon
expérience, malgré tout ce que l'on a écrit sur l'Hôtel-
Dieu de Paris, je dirais à ceux qui ne l'auraient point
vu tel qu'il était, il y a vingt ans, ou qui ne vou-
draient pas s'en souvenir, que sous les rapports d'économie, de surveillance, de moyens de guérir et d'administrer, un seul hôpital de malades est préférable à
plusieurs, pourvu que son étendue corresponde au

nombre d'individus qu'on veut y entretenir , et que la disposition en soit ménagée avec intelligence.

Je vais développer le plan que j'ai conçu en conséquence , et donner la description d'un hôpital unique , propre à contenir tous les malades d'une ville du premier ordre. Je détaillerai tout ce qui doit le constituer quant aux bâtimens. Vitruve , dans son cinquième livre , traite des monumens qu'on regarde comme principalement nécessaires dans une ville dont on vient de former l'enceinte. Il met au premier rang les temples consacrés à la divinité protectrice ; il parle ensuite des places publiques , des basiliques , des hôtels-de-ville , de la trésorerie , des théâtres , bains , cirques , ports , ponts , promenades , etc. ; mais il garde le silence sur des établissemens du genre de ceux que nos mœurs , différentes de celles des anciens , et notre religion sur-tout , qui nous fait un précepte de la charité , ont destinés à secourir l'humanité souffrante. Vraisemblablement ces établissemens n'existaient ni chez les Grecs ni chez les Romains. Je ne puis donc m'aider des lumières de ce maître de l'art , et je serai obligé de tirer de mon propre fond , ce que j'ai à dire sur cette importante matière (1). Je dois au poste que j'occupe , et à la

____

(1) Léon-Baptiste Alberti , gentilhomme Florentin , qui fit en 1551

confiance dont le gouvernement m'a honoré ; les connaissances que j'ai acquises dans cette partie. Mon devoir et la reconnaissance m'imposent, ce me semble, l'obligation d'en faire hommage à mes concitoyens.

---

un traité sur l'art de bâtir, parle bien dans son cinquième livre des hôpitaux, mais ce qu'il en dit ne donne que des considérations très-générales et très-peu détaillées.

SITUATION PRÉFÉRABLE

POUR UN GRAND HÔPITAL DE MALADES.

Nos mœurs et les progrès de la civilisation en Europe et en Amérique, ne permettent pas de douter que dans la construction de toute ville nouvelle, on ne mît au rang des édifices nécessaires, ceux destinés à offrir des secours à la classe pauvre dans l'état de maladie.

C'est dans cette supposition que j'offre mes idées pour l'exécution de cet œuvre de bienfaisance ; bien digne d'occuper le grand homme ; qui ajoutera à ses éminentes qualités ; celle de former une nouvelle cité, ou d'en régénérer une ancienne ; de telle sorte qu'elle en ait les avantages et l'aspect ; et que non-seulement, il puisse dire comme Auguste, j'ai trouvé Rome de brique et l'ai laissé de marbre ; mais encore je lui ai donné des communications larges et commodes par des ponts, des quais, des promenades et des moyens faciles de vaquer aux affaires, en rétablissant les asiles de la justice, du commerce, et ceux qui sont destinés à soulager l'indigence malade et le malheur.

CONSIDÉRATIONS GÉNÉRALES

SUR LA POSITION D'UN HÔPITAL

destiné aux malades.

ON regarde avec raison l'aspect de l'est comme le plus favorable à l'établissement d'un hospice de malades. En effet, il procure un air moins aigre et plus convenable à toutes sortes de maladies, parce que le vent d'est tourne plus généralement au nord qu'au midi, et que le vent de nord chasse promptement les vapeurs mal saines ; au lieu que celui du sud, en facilitant l'évaporation, et par suite les émanations des corps, donne lieu à des miasmes dont les habitations voisines pourraient souffrir.

Il est donc avantageux que l'hôpital regarde l'est.

Il faut l'établir plutôt sur le penchant d'un côteau, où se trouvent d'abondantes sources de bonne eau, qu'au sommet ou au pied. Cette position, sans le secours d'établissemens hydrauliques, toujours infiniment coûteux, procure à l'hospice la quantité d'eau dont il a besoin.

Au sommet, l'air n'étant arrêté ni coupé par aucune élévation supérieure, l'établissement ne serait nullement abrité, et il en résulterait du danger pour beaucoup de malades (1). D'ailleurs l'eau y serait moins abondante, et il y aurait plus de difficultés à s'en pourvoir.

La partie basse de la colline aurait d'autres inconvéniens, elle seroit humide, les vapeurs s'y trouveraient arrêtées, elles vicieraient l'air au point de lui ôter tout son ressort. Dans les pays chauds elle serait sujette au *Siroco* des campagnes de Rome, que l'on sait être si funeste aux malades.

L'avantage d'eaux pures et abondantes, et celui d'une position salubre obtenus, on doit tâcher de se rapprocher, le plus possible, des lieux d'inhumation, pour ne point faire traverser aux transports une grande partie de la ville. Quoique communément ils se fassent de nuit, il est bon d'éviter ce qu'ils pourraient entraîner de fâcheux, d'incommode, de mal-sain ou de désagréable.

Rapprochez aussi, autant que faire se peut, votre

______

(1) La position de l'hôpital de Saint Louis, situé au nord de Paris, convient parfaitement aux maladies scorbutiques et cutanées ; mais elle serait très-mauvaise pour les fiévreux. Celle de l'Hôtel-Dieu n'est propre ni au scorbut ni aux maladies de la peau. Celle de Saint Antoine peut sans inconvéniens recevoir des malades de tout genre.

établissement, des égouts et des décharges publiques, afin que les aqueducs destinés à le débarrasser des immondices et des eaux superflues, soient d'un entretien moins dispendieux.

Bâtissez de préférence sur un sol sabloneux ; ses avantages consistent en ce qu'il est moins humide et, pour ainsi dire, plus vierge, en ce que l'on trouve la terre solide à une moins grande profondeur, et que, par conséquent, les fondations sont moins dispendieuses.

Préalablement à toute construction, il convient que la quantité de malades à recevoir dans l'établissement, soit bien déterminée ; à cet égard, on a des données sûres d'après la population. On compte communément un malade en état d'indigence sur 150 habitans. La quotité des malades étant fixée, il faudra s'occuper de l'étendue à donner à l'emplacement, de la division et distribution des salles de tous les emplois, de leur exposition et de leur dimension.

CONSIDERATIONS

CONSIDÉRATIONS

RELATIVES A LA DISPOSITION DES SALLES

où sont reçus et traités les malades.

AUTANT que faire se peut, les infirmeries doivent être orientées de manière à regarder l'est et le couchant. Cette exposition, après une nuit que les douleurs d'une maladie aigue, ou celles qui accompagnent les blessures, ont rendue pénible, procure aux malades la douce et bienfaisante chaleur d'un soleil pur. Elle leur donne la facilité de jouir du même avantage avant de se remettre au lit, lorsque dans le jour, ils ont été fatigués par des purgations ou par un pansement douloureux. D'ailleurs, l'air du levant est aussi salubre que celui du nord, sans être aussi aigre; il est aussi propre à assainir celui des salles, lorsqu'il pourra s'y introduire par de larges croisées.

Dans les pays d'une température moyenne, telle que celle de la France, on doit élever les salles le plus possible, au-dessus du sol des cours et du jardin.

O

(1) Elles doivent avoir huit mètres de large (environ 24 pieds) sur les deux tiers de hauteur; desorte que les lits adossés aux murs, laissent dans le milieu un espace suffisant, non-seulement pour y placer des poëles et des tables de distribution, mais encore pour que le passage soit libre, et que le service puisse se faire avec aisance.

Il convient que les croisées soient aussi rapprochées que la solidité le permet. Un espacement de 2 mètres (6 pieds) suffit entre chacune. Leur ouverture, autant que possible, sera de toute la hauteur de la salle. Elles seront construites de manière qu'à volonté, on puisse en ouvrir le haut, le bas, ou le milieu. Par ce moyen, l'air que la respiration ou la transpiration auraient vicié, sera facilement chassé des salles, et l'on pourra y introduire autant d'air frais et pur qu'on voudra. Chaque malade doit en avoir au moins six toises cubes à respirer.

Les dimensions que je viens d'indiquer, seront à

___

(1) On conçoit que la différence du climat et des usages doit faire varier les dimensions et la distribution des salles. Elles seront plus vastes et moins accessibles aux ardeurs du soleil dans les pays chauds. En Angleterre où annuellement il tombe de 47 à 48 pouces d'eau, il faut leur donner plus d'élévation au-dessus du sol, et moins de hauteur intérieure. Ce doit être le contraire dans les pays du nord. La construction doit également être combinée d'après les diverses circonstances, telles que la manière de chauffer avec le charbon, la tourbe, le bois, etc.

peu près les mêmes pour une infirmerie d'enfans.
Si toutefois on y destinait un pavillon séparé, on
pourrait les réduire aux deux tiers dans tous les sens.

Suivant l'opinion des médecins, il n'y aurait rien
à désirer pour la salubrité d'un hôpital où, aux
avantages énoncés ci-dessus, on réunirait celui d'a-
voir des salles séparées par un espace considérable, liées néanmoins tellement ensemble, que les
communications fussent ménagées avec assez d'intelligence pour que le service n'en souffrît point. Ce
plan offrirait l'image d'un camp composé d'un grand
nombre de tentes.

En 1785, comme je me disposais à partir pour
Rome, je fus chargé par l'impératrice de Russie, de
travailler à un projet d'hôpital, d'après les vues de
trois médecins qui voyageaient par ses ordres. Cet
hôpital devait avoir pour cour, un jardin botanique,
j'en donnai les plans. J'ai depuis, revu ce travail
plusieurs fois, il m'a semblé qu'il réunissait tous les
avantages qu'on pouvait désirer. J'ignore si l'exécution a eu tout le succès qu'on en attendait, n'ayant
pu à cette époque me charger de la surveiller, et
ayant préféré de faire le voyage d'Italie.

Je placerai ce plan à la fin de mon ouvrage, les
maîtres en cette partie en jugeront le mérite. Il a

l'avantage par la simplicité de sa disposition, de pouvoir s'étendre à volonté. Je l'avais fait pour mille malades, et il ne devait avoir qu'un rez-de-chaussée. Un étage au-dessus, sans rien diminuer de sa salubrité, en ferait un hôpital capable de recevoir tous les malades d'une des plus grandes cités.

Dans tout hôpital bien ordonné, le maximum des lits de chaque salle ne peut excéder cinquante ; et moins vaudrait mieux. Il s'ensuit de-là que pour 2,000 malades il faut au moins 40 infirmeries, c'est-à-dire, 20 pour chaque sexe. Ce n'est pas qu'il soit possible d'établir 20 classifications de maladies : motif principal néanmoins de la division des salles.

Tout hôpital devrait avoir des infirmeries de réserve, soit pour les tems d'épidémie, ou d'autres calamités publiques, soit pour suppléer les salles qu'il faut de tems en tems assainir.

Il vaut mieux que la partie supérieure des salles soit terminée en voûte qu'en plafond ; et en supposant des plafonds, il vaut mieux qu'ils soient à solives recouvertes qu'à solives apparentes, afin que les miasmes morbifiques puissent en être plus aisément détachées et chassés par le courant d'air.

Dans les salles destinées aux maladies accompagnées de fièvre chaude, on ne doit point négliger d'établir aux croisées des grilles assez hautes pour empêcher les malades de pouvoir franchir les fenêtres (1).

Dans les étages supérieurs, un plancher carrelé vaut mieux que des planches. Au rez-de-chaussée, des briques de champ offriront un plancher sain et solide.

Rien ne peut dispenser d'affecter à chaque malade un lit où il soit seul. Une distance d'un mètre de part et d'autre entre les lits paraît suffisante pour placer les chaises et ménager l'espace nécessaire au service.

Si l'hôpital est dans un pays où le fer soit commun, il y aura de l'avantage à faire les lits de ce métal. Ils seront plus solides et moins sujets à la vermine, dont on pourra les débarrasser, en passant au feu, une fois par an, les différentes branches dont ils sont composés ; par ce moyen le repos des malades sera plus assuré.

La séparation des sexes est un point capital, et qui

---

(1) J'ai vu à la Charité un malade qui, dans un accès de fièvre chaude, descendit sans se blesser d'une des salles du premier étage dans la cour. Il s'en est précipité aussi deux ou trois qui se sont tués ; l'un d'eux l'a fait volontairement, par accès de douleurs. A l'Hôtel-Dieu, avant le grillage des croisées, plusieurs malades dans l'ardeur de la fièvre, s'étaient précipités des croisées dans la rivière.

mérite une sérieuse attention. Dans l'hôpital dont je donne le plan, un côté de la cour est destiné aux hommes et l'autre aux femmes.

ACCESSOIRES INDISPENSABLES

à chaque salle de malades.

CHAQUE infirmerie doit avoir un cabinet de latrines   Latrines.
qui puisse recevoir dix malades. Ce cabinet sera assez
éloigné pour que l'odeur ne pénètre point dans les
salles ; on doit en surveiller la propreté avec un soin
extrême. On pratiquera une grande pièce intermédiaire avec des ouvertures de chaque côté , lesquelles
n'auront point de vitrage. On fera en sorte qu'aux
endroits qui reçoivent les matières , ainsi que dans les
pièces où s'opèrent le lavage et nettoyage des bassins
et urinaires , l'eau arrive avec assez d'abondance
pour isoler l'air de l'aqueduc , de l'air extérieur. Le
plancher sera fait en dalles avec beaucoup de pente.

Il faut à côté de chaque salle , un office garni   Office.
d'une cheminée, d'un fourneau et d'une pierre à
laver, afin que l'on puisse y réchauffer le bouillon
des malades, y laver ce qui pressera d'avantage , y
sécher et y chauffer leur linge avant qu'ils se mettent
au lit, ou qu'ils en sortent. Il conviendrait même
d'établir un chauffoir commun à plusieurs salles,

pour y sécher les draps et matelas lorsqu'ils en auront besoin.

Chambre de surveillance.

Près de cet office et dans une position qui permettra de découvrir tout l'intérieur de la salle, on établira une chambre de surveillance pour l'infirmière en chef. C'est de cette chambre que doivent se donner les ordres aux infirmières de la salle, et qu'il faut en surveiller l'exécution.

Cabinet de veille.

Ordinairement un ou deux lits sont laissés vacans pour servir de lieu de repos aux veilleurs. Il vaudrait mieux destiner à cet usage un cabinet à part, placé à côté de la chambre de surveillance, d'où l'on entendrait aisément la moindre plainte du malade.

Salle des opérations.

Dans le voisinage de la salle des blessés, on ménagera une pièce éclairée et commode pour y faire les opérations. J'ai donné les motifs de cet emploi à l'article *Hôtel-Dieu* et *Charité*.

Une salle de bains est de nécessité indispensable. La quantité des baignoires doit y être calculée sur le nombre des malades. J'estime que pour mille malades de chaque sexe, il faudrait quinze baignoires. Elles suffiraient pour baigner le matin un huitième des malades, et autant l'après midi. Je fais abstraction des foux et des folles, qui doivent être séparés, et avoir en particulier tout ce qui a rapport à leur traitement.

Le fourneau de la salle des bains sera construit de manière à économiser le combustible, et à échauffer aisément et promptement. Les dimensions de la chaudière et du réservoir seront proportionnées à la capacité des baignoires.

Selon Vitruve, une salle de bains doit être exposée au midi, et toujours établie au rez-de-chaussée ; il en résulte plus de commodités et d'économie. L'eau y arrive plus aisément, et s'écoule avec plus de facilité ; dans son passage et son sejour, elle ne dégrade ni les voutes ni les dalles.

Il faut que la salle de bains soit voutée en pierre ; si elle avait un plancher, la vapeur de l'eau qui s'élève et s'attache à la partie supérieure, le pourrirait.

A côté de la salle des bains doit se trouver celle des douches ascendantes et descendantes. On placera aussi à proximité, celle des bains de vapeurs sèches et humides, celle des étuves, et enfin celle des immersions auxquels on a recours pour la folie, ou pour d'autres maladies.

C'est au centre de tous ces établissemens absolument indispensables dans un hôpital, que doit se trouver le fourneau économique. Un artiste intelligent saura tellement le disposer, qu'il serve à plusieurs usages. Par exemple, il servira la chaudière, il chauffera le linge nécessaire aux malades après le bain ; il formera étuve pour les maladies cutanées; il fournira au besoin, des bains de vapeurs humides, ainsi que l'eau des douches, qui souvent doivent être administrées chaudes, et même quelquefois être combinées avec des herbes émollientes ou douées d'autres propriétés (1).

Escaliers.

Les escaliers qui conduisent sux salles, doivent être bien éclairés et très-larges, afin que deux brancards puissent s'y rencontrer sans se gêner et sans gêner ceux qui y monteraient ou descendraient pour le service. Il faut aussi que ces escaliers soient faciles, c'est-à-dire, que leurs marches n'ayent pas plus de quatre pouces de hauteur. On les garnira de deux bons appui-mains.

---

(1) Toutes ces utilités se rencontrent à la Clinique interne de la Charité. Les bains que j'ai fait construire à l'hôpital de Saint-Louis, offrent les mêmes avantages. Enfin l'Hôtel-Dieu en jouira également lors de son entier perfectionnement.

AUTRES DÉPENDANCES

nécessaires dans tout hôpital de malades.

J'AI déja dit de quelle importance était pour un hôpital un bureau de réception de malades. Cet emploi, l'un des principaux, doit se trouver à la porte de tout établissement de ce genre.

En effet, c'est à l'entrée qu'il doit être reconnu d'une manière non équivoque, si celui qui se présente a droit d'être admis comme malade, et dans quelle salle il doit être classé.

Il faut, en conséquence, qu'il se trouve une grande pièce bien saine et bien échauffée pendant l'hiver, où les malades soient introduits, et attendent, ou sur des brancards, ou placés commodément, leur tour pour la visite. Cette pièce doit être contigue au cabinet de visite, au bureau d'enregistrement, aux vestiaires et aux salles de propreté. On aura soin qu'elle avoisine le passage qui conduit aux infirmeries et le dépôt où doivent être transportés les vête-

mens des malades, après avoir passé par le fumigeoire (1) pour y être purifiés.

Le cabinet de visite sera clair et commode. On le
garnira d'un lit, de siéges bas et profonds ; et il n'offrira, dans les détails, rien qui puisse occasionner
de la répugnance ou des craintes aux malades.

Le bureau d'enregistrement, dans un hôpital destiné à recevoir 2,000 malades, doit être assez grand
pour contenir cinq employés, avec leurs tables et
des tablettes pour leurs cartons.

Vestiaires. Les vestiaires seront doubles, savoir, un pour
chaque sexe. Ils auront des armoires, des porte-manteaux, des chaises et des fauteuils où les malades
soient commodément assis pendant qu'on les désha-
billera. On y placera une grande table de dépôt munie de tout ce qui est nécessaire pour r'habiller les
malades avant de les envoyer dans la salle qui leur
est destinée.

Salle de
preté. On ménagera très-près du vestiaire de chaque sexe,
une salle de propreté. Elle doit être pourvue de robinets qui donnent de l'eau chaude et de l'eau froide à
volonté. C'est-là que doivent être lavés et épongés les
pieds, et même aussi quelquefois le corps des malades
qui arrivent. Ces soins préalables seront comme l'an-

____

(1) Je parlerai plus bas du fumigeoire.

nonce de ceux de tout genre que chaque malade a droit d'attendre dans l'hôpital.

L'établissement d'un fumigeoire, à cause de son utilité bien reconnue, mérite un article particulier. Fumigeoire.

Depuis longtems on parlait des moyens de désin-fecter les vêtemens des malades attaqués de la galle, de la teigne, ou d'autres maladies contagieuses. J'a-vais même réparé à la Charité un four dans lequel, au moyen de la vapeur du soufre, on faisait, ou l'on croyait faire mourir jusques dans ses germes, la vermine attachée aux vêtemens. C'était assez pour cet hôpital où l'on ne reçoit que des blessés et des fievreux ; mais cela ne suffisait pas pour l'hôpital de S. Louis, où l'on admet les personnes attaquées des maladies de la peau les plus compliquées et les plus invétérées.

Il fallait donc d'autres ressources, la chimie les chercha et les trouva (1). Je me chargeai de former

______

(1) Voici en quoi consiste le procédé. On dispose sur le carreau un petit fourneau sur lequel on place un bain de sable ; on pose sur le bain une capsule de verre ou de grès contenant 30 grammes (à peu près une once) de muriate de soude (de sel marin) que l'on a légérement hu-mecté. On ferme les croisées de toute la surface des murs, on suspend à des porte-manteaux de bois et non de fer, les vêtemens que l'on veut désinfecter ; on les étale lé mieux possible ; on allume le feu. Lorsque le vase est échauffé, on verse sur le sel marin 15 grammes) à peu près une demi once) d'acide sulfurique bien concentré. On se retire promp-tement et l'on ferme la porte. Douze heures après, on pèut, sans danger, retirer les vêtemens qui alors sont parfaitement purifiés.

le local convenable pour exécuter le procédé qu'elle indiquait, et ménager au spécifique toute son action entière.

Cette construction a, dans son intérieur, deux mètres (6 pieds) en tous sens. Le plafond est formé en voûte d'arrête, surmontée d'une lanterne à quatre faces, ayant quatre croisées qui s'ouvrent à volonté, pour donner issue à la vapeur infectante. Au bas est un fort ventilateur, qui chasse cette vapeur vers le haut, après qu'elle a parcouru toute la superficie de la pièce.

épôt des ncns.

Le fumigeoire doit être placé près du dépôt général des vêtemens. Il faut que la salle destinée à ce dépôt, soit assez grande pour contenir une quantité de paquets d'un tiers en sus du nombre des malades qui peuvent être reçus dans l'hôpital. Elle doit être garnie de cases, avoir un côté affecté aux vêtemens de chaque sexe, et une grande table de dépôt au milieu.

uisine.

Une cuisine destinée à préparer des alimens pour 2,000 malades, et pour les personnes employées à les soigner, doit être vaste. Il faut que ses communications avec les infirmeries soient faciles et commodes, que l'eau y arrive en abondance; que son élévation égale sa largeur. On la construira en pierre, et on la voutera.

Pour 2,000 malades et les personnes destinées à les servir, il faut cinq chaudières, savoir, deux pour la viande, deux pour le maigre, et une pour l'eau chaude. Cette dernière aura des conduits et des robinets pour la faire communiquer avec le lavoir des vaisselles.

Au moyen de cinq chaudières, on n'aura besoin que d'un médiocre foyer et d'un fourneau potager, garni d'environ douze réchauds grands et petits. Afin d'épargner le combustible, on adaptera aux chaudières et aux réchauds les procédés indiqués par Maker, et renouvellés depuis quelques années. Ils consistent à ne rien perdre du calorique, et à le tourner tout entier au profit de l'opération que l'on a en vue (1).

Près de la cuisine sera établie la salle de distribution des alimens et de la boisson ; elle servira aussi de dépôt aux viandes crues et cuites.

Le réfectoire des employés sera tellement disposé, qu'on puisse y communiquer de la cuisine à couvert.

Celui des infirmiers et gens de peine des deux sexes, doit également être contigu à la cuisine d'où l'on a souvent occasion de réclamer leurs services.

______

(1) Tous ceux que j'ai fait construire depuis dix ans à la cuisine et à la salle des bains de l'Hôtel-Dieu, à l'hôpital de Saint Louis, à Baujon, à la Charité, à l'hôpital de Saint Antoine, à la Maison de Santé, etc. l'onc été d'après ces principes.

L'exposition au plein nord est la seule qui convienne parfaitement à la cuisine et au dépôt des alimens cuits et crus.

La pharmacie tient un des principaux rangs dans les dépendances d'un hôpital. Elle doit être placée de manière à rendre le service aussi commode qu'il est possible, c'est-à-dire, qu'il faut que la distribution des médicamens dans toutes les salles, puisse se faire avec promptitude et à couvert. On y construira un vaste laboratoire pour la préparation des médecines, tisanes, potions, etc. et une pièce attenante pour la distribution de ces mêmes médicamens qui doivent y être classés avec assez d'exactitude et de précision pour ne donner lieu à aucune méprise.

On croit inutile de répéter que les fourneaux de ce laboratoire doivent être construits d'après les principes exposés ci-dessus, pour l'économie du combustible. Cela doit s'entendre de tous les fourneaux sans distinction, à quelqu'usage qu'ils soient destinés (1).

Le laboratoire et les pièces attenantes, seront voutés et fournis d'eau en abondance. Sur le sol soigneusement recouvert de dalles ou tablettes de pierres bien jointes, on ménagera des conduites

____

(1) Voir ceux que j'ai fait construire à la Pharmacie centrale des hôpitaux de Paris.

d'eau

d'eau avec de fortes pentes, afin que le résidu des bassines ou des vases où les médecines auront été préparées, soit entraîné facilement par des courans d'eau.

Un cabinet à part, mais contigu, sera destiné à renfermer les produits chimiques que le pharmacien en chef, ou ses aides, auront préparés. On doit aussi ménager à proximité, des magasins et des caveaux propres à resserrer les plantes fraiches ou sèches, indigènes ou étrangères, les légumes, les fruits, les graines, les écorces, les poudres qui doivent entrer dans la composition des médicamens.

On placera dans le voisinage de la pharmacie, les logemens des éléves et gens de peine, et même celui du pharmacien en chef à qui il appartient de les surveiller.

La pharmacie aura la même exposition que la cuisine et n'en sera pas éloignée.

La lingerie forme aussi une dépendance impor- Lingerie. tante d'un hôpital de premier ordre. On doit autant que possible la placer au centre à cause de ses rapports avec tout le service et du besoin que les employés ont d'y recourir à chaque instant.

Elle doit être composée de plusieurs pièces. La première renfermera le linge non ouvré, destiné à remplacer annuellement celui qui est hors de service : cette pièce sera vaste et planchéyée. On ménagera des croisées aux extrêmités ; de vastes armoires en occuperont la longueur. D'autres pièces placées à côté de celle-là, mais moins grandes, renfermeront le linge confectionné. On doit trouver à la suite, la salle de travail munie de ses tables pour couper et appareiller, et une chambre pour la confection des bandes, du linge à pansement, de la charpie, etc. Toutes ces pièces seront plutôt parquetées que carrelées, ou du moins auront un bon plancher en chêne. Le logement de la lingère et des personnes qui travaillent sous sa direction sera contigu. La proximité des objets qui ont des rapports communs, contribue beaucoup à la promptitude et à la régularité du service.

Je répéterai pour les escaliers de la lingerie, ce que j'ai dit en général pour les escaliers. Ceux-ci sur-tout doivent être aisés, commodes, coupés par des palliers et munis de bons appui-mains, à cause des lourds fardeaux que portent ceux qui les montent et qui les descendent.

Buanderie. Les détails d'une buanderie bien organisée sont nombreux et difficiles à rassembler, sur-tout à rapprocher. Il faut tendre à ce but autant que le permet le local. Il est sur-tout à désirer que la buanderie ne soit point éloignée de la lingerie.

Elle doit être au rez-de-chaussée et exposée au midi. Elle sera composée, 1.º d'une grande pièce munie de plusieurs vastes lavoirs en pierre, dans lesquels l'eau viendra à volonté, pour y faire tremper le linge. Dans le pourtour seront ménagées des galeries où les blanchisseuses savonneront et battront le linge après qu'il aura passé par la lessive. 2.º D'une coulerie ou pièce garnie de baquets, cuves, etc. avec un fourneau pour chauffer la grande chaudière à lessive. Cette chaudière doit être accompagnée d'une pompe qui aspirera la lessive coulée, et la reconduira ensuite par des tuyaux dans la chaudière où elle sera réchauffée pour être versée de nouveau sur les cuves qui contiennent le linge à nettoyer. Ces deux pièces doivent être d'une construction très-solide.

A côté et immédiatement, si faire se peut, on doit trouver des étendoirs, les uns couverts pour les tems de pluie, les autres découverts. On établira aussi pour l'hiver des séchoirs où l'on introduira par des bouches ou conduits, la chaleur d'un fourneau ou foyer, afin de favoriser et de hâter le séchage du linge qu'on aura soin d'y suspendre.

P 2

Une autre pièce contiendra des presses destinées à exprimer l'humidité qui serait restée dans le linge, et à le réduire sous un moindre volume.

Dans quelque endroit à côté de la buanderie, il faut ménager un lavoir à part pour les emplâtres. Tout cet établissement, comme je l'ai déja dit, sera au rez-de-chaussée.

Salle des morts.

Les corps de ceux qui ont succombé à leurs souffrances ne pouvant être inhumés qu'après un intervalle de tems convenable, un hôpital ne peut se passer d'un dépositoire ou salle des morts. Cette salle sera pratiquée dans le voisinage des infirmeries, construite solidement et exposée au nord. Elle doit être inaccessible à tous les regards, excepté à ceux des surveillans préposés à la garde de ces tristes restes.

Promenoirs.

Un exercice modéré étant un des moyens qu'employe la médecine pour opérer les guérisons ou hâter la convalescence, un hôpital doit avoir de vastes promenoirs, soit découverts pour les beaux jours, soit abrités pour les tems froids et humides. Un architecte intelligent ne négligera point une partie si essentielle. Il pratiquera donc, à côté de la salle des convalescens, de longues galeries et de belles allées d'arbres, où les malades iront prendre l'air et se fortifier par de salutaires promenades.

La chapelle doit être toujours disposée de manière   Chapelle.
que les convalescens puissent y aller à couvert, de
leur infirmerie, et qu'étant au centre de leur établissement, ceux qui ne peuvent quitter leur lit de
douleur, puissent, par des rappels convenus, se joindre
d'intention aux prières que les ministres du culte
adressent à Dieu en leur faveur.

Si l'hôpital est destiné à recevoir des foux et des   Foux et folles.
folles, leur habitation et leurs promenoirs seront séparés. Il faut même disposer ceux-ci autrement que
ceux des malades ordinaires. On y ménagera des
terres propres à la culture, et l'on tâchera d'inspirer
aux maniaques ou foux, le goût de ce genre de travail. Rien ne peut leur être plus utile que cet exercice, recommandé par des médecins expérimentés.
En occupant ainsi, et en recréant leur imagination,
on les détournera de leurs manies. Rien n'est plus
propre à calmer le désordre de l'esprit, que l'aspect
d'un beau ciel, la verdure, un travail assidu, et surtout la réussite de ce travail.

La boulangerie, la boucherie, les écuries, les cours   Boulangerie, Boucherie, Ecuries.
des chariots, et autres dépendances du même genre,
doivent être éloignées des infirmeries et autres lieux
destinés aux malades, afin qu'ils n'en soient pas in-
commodés.

P 3

Quant au logement des employés, soit en chef, soit en sous ordre, leur situation doit être telle que ni les malades, ni eux, n'en éprouvent d'inconvéniens. Ces logemens seront placés d'une manière à favoriser le plus possible la surveillance, et à empêcher les abus en tout genre. Il n'est pas moins essentiel que chaque employé soit rapproché autant que faire se peut, du lieu où il a des fonctions à exercer. Ainsi l'amphithéâtre anatomique se trouvera dans le voisinage des officiers de santé ; le caissier sera logé à proximité de la caisse ; l'économe, de ses magasins ; le sommelier, de ses caves ; les caves elles-mêmes seront plutôt pratiquées sous les bâtimens des divers offices, que sous les salles.

Il est à peu près démontré qu'au moins à Paris, il n'y aurait pas grande économie à avoir des jardins potagers, fruitiers, ou même botaniques. Néanmoins comme il est gracieux et commode d'avoir sous la main des légumes frais, des fruits de toutes saisons, et les plantes dont on peut avoir besoin, il convient de ne point se priver d'une ressource agréable aux malades, et utile à l'instruction des élèves en médecine ou en pharmacie. Je conseille donc de ne point négliger de pareils établissemens.

Je bornerai aux articles mentionnés ci-dessus, la

description que je me suis proposé de faire d'un hôpital de malades, tel que seul, il puisse suffire à une
grande cité.

Un plan joint à mon travail, et accompagné des
indications et renvois convenables, suffira, je pense,
pour se former une idée de l'établissement dont je
propose l'exécution. Dans les dimensions que je lui
ai données, il pourrait recevoir tous les malades indigens d'une ville du premier ordre, dont la population serait de 300,000 habitans, c'est-à-dire, qu'on
pourrait y en admettre 2,000, ce qui fait un sur 150
habitans ; proportion la plus rapprochée du vrai,
d'après les observations et les calculs faits à cet égard.
Par conséquent, environ 24,000 malades y recevraient
annuellement (en comptant à peu près trente jours
pour chaque malade, l'un dans l'autre) des secours
de tout genre. Pour l'exécution de ce plan, il faudrait pouvoir disposer de 40 hectares (80 arpens)
de terrain dans un endroit convenable. La construction pourrait s'achever en trois ans de tems, au moyen
de deux millions de francs, ce qui, à compter l'intérêt au denier vingt, ne porterait la dépense du logement de chaque malade, qu'à environ un sou six
deniers par jour.

La dernière observation que j'aie à faire, si l'on

avait à s'occuper de l'exécution d'un projet de cette importance, est de ne jamais perdre de vue, dans la construction de cet asile de douleur, que c'est par la simplicité du plan, par la bonne disposition des parties, par la facilité des communications, par des recherches soigneuses, pour donner à chaque pièce et à l'ensemble, l'exposition la plus salubre, que l'on approchera le plus de la perfection désirable dans un établissement si intéressant pour l'humanité, et que l'on parviendra à la réunion complette des moyens d'économie à laquelle doit tendre son administration.

Me voici arrivé à la fin de cette partie de mon mémoire destinée à traiter des hôpitaux de malades. Puissent mes lecteurs avoir trouvé quelque intérêt dans les détails que je leur ai présentés ! Puisssent ces détails leur avoir offert de nouveaux motifs d'admiration et de reconnaissance pour le gouvernement qui cherche à multiplier pour nous le bonheur sous toutes les formes ! Puisse le gouvernement lui-même, y trouver quelques idées qui le mettant à même d'opérer un nouveau bien, secondent ses vues vastes et généreuses ! Puissent, surtout, mes concitoyens voir dans cet ouvrage, un gage de mon zèle à les servir, et ce faible essai me mériter l'honneur de leurs suffrages et de leur estime !

F I N.

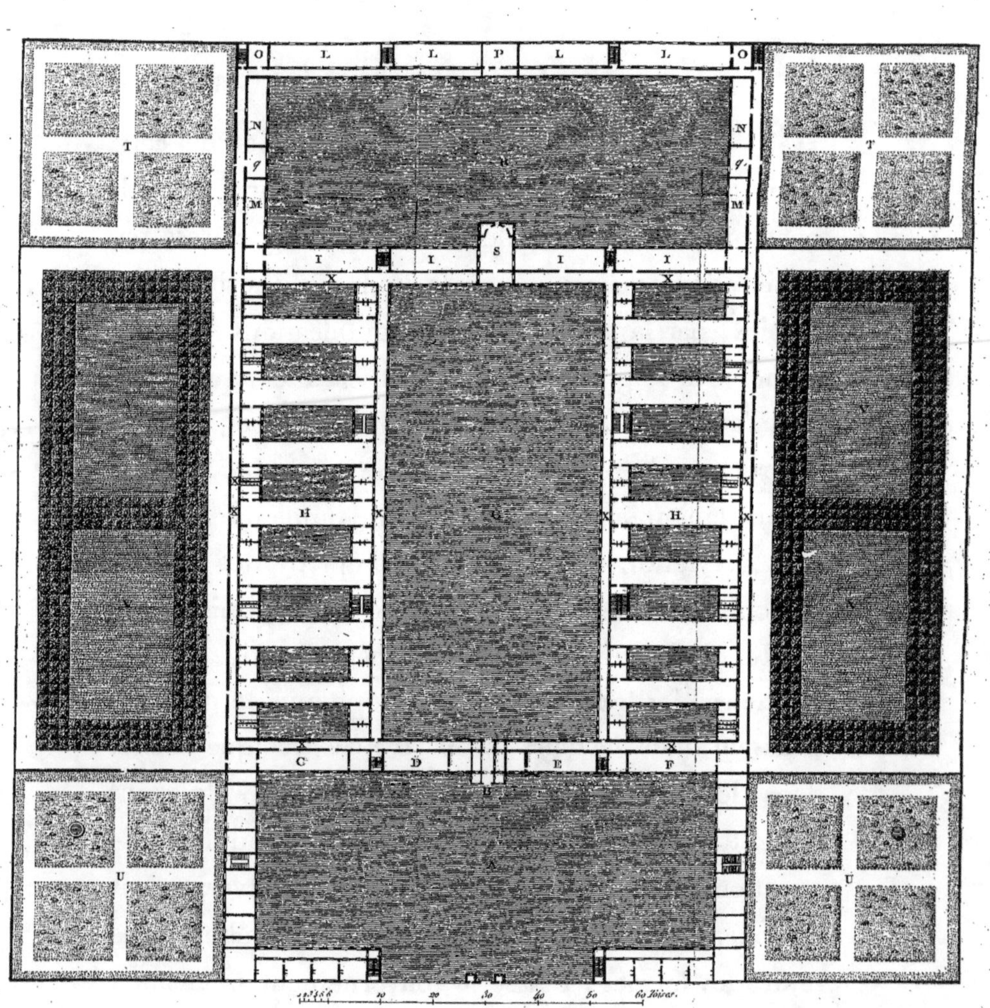

Clavareau Architecte Invenit.
Gravé par Gail

NOTES ALPHABÉTIQUES

Pour le plan d'un hôpital capable de recevoir 2000 malades.

Nota. *Les emplacemens sont seulement désignés sans être détaillés.*

A. Cour d'entrée, au pourtour de laquelle se trouveront, tant à rez-de-chaussée qu'aux étages supérieurs, tous les emplois et logemens qui, par leur nature, doivent être éloignés des infirmeries.

B. Bureau de réception avec tous ses accessoires, dépôt des vêtemens et logemens des employés.

C. Cuisine et toutes ses dépendances.

D. Emplacement des réfectoires.

E. Lingerie avec tous ses accessoires au-dessus.

F. Pharmacie et tout ce qui en fait partie. A côté sera la salle de consultation des médecins.

G. Grande cour de plus de trois arpens (ancienne mesure) séparant et aérant les infirmeries de chaque sexe.

HH. Une infirmerie pour cinquante malades, en tout pareille aux six autres de chaque côté, séparées entr'elles par des cours de 36 pieds de large, aux extrémités desquelles sont des latrines doubles et particuliéres pour chaque salle qui y est contigue. De l'autre côté et à l'entrée, sont les offices, chambre de surveillance, cabinets de veilleurs et escalier pour le premier étage.

IIII. Salles de convalescens de chaque sexe.

LLLL. Salles des foux et folles, séparées des autres infirmeries par une vaste cour.

MM. Emplacement des bains pour les malades ordinaires.

NN. Emplacement des bains, douches, et de tout ce qui est indiqué pour le traitement hidraulique de la folie de chaque sexe.

OO. Salle de surveillance.

P. Pièce destinée pour les employés au traitement des foux et des folles.

Q.Q. Fourneaux disposés de manière à faire le service des salles de
bains des malades ordinaires, et de ceux attaqués de la folie,
avec réservoir au-dessus.

R. Grande cour servant de promenoir aux foux et aux folles, au
moyen d'une séparation au milieu.

S. Chapelle au centre de l'hôpital et située à la proximité des salles
de convalescens, séparant le promenoir couvert de ce côté,
ainsi qu'il l'est du côté de la salle de réception.

TT. Jardin pour la promenade des foux et des folles, dans lequel
on pourra essayer le système curatif par le travail et quelques
occupations agricoles.

UU. Jardins potager et botanique, l'un près de la cuisine, et l'autre
voisin de la pharmacie.

VV- Promenades découvertes pour chaque sexe, garnies de longues
allées d'arbres, de gazons, etc.

XXXX. Promenoirs couverts pour chaque sexe, faisant pourtour aux
infirmeries et formant à couvert la communication des emplois avec toutes les infirmeries.

TABLE

DES CHAPITRES ET MATIERES.

Fin de la Table des matières.

Fautes à corriger.

Page 168 pourvn, *lisez* pourvu.

Page 173, Boucherie des hôpitaux des malades , *lisez* de malades.

Page 222, infectante, *lisez* désinfectante.